診療室裡的傷痕：

25個人生檔案的修復練習

楊重源

推薦序

後山的一位人間菩薩

釋慧哲

在一個偶然的因緣從網路認識了楊醫師，引起我注意的是這樣一段記載：「塔須是我的心靈歸鄉之處。……九十五年在一名仁波切的引薦下，第一次深入海拔四千五百公尺的中國四川甘孜州石渠縣下扎鄉塔須村藏人自治區，位在喜馬拉雅山脊線上，有兩百多戶人家，每年有八個月時間冰封，無法耕種，沒有醫院及學校，只要情勢許可，必定年年帶著當地居民所需的藥物造訪。」

「塔須沒有醫師，自己在選擇身心內專科前，學過基礎醫學，亦有中醫師執照，可以因應村民的需求，為了給予村民足夠的藥物，自費帶去的藥物從第一年的四十公斤，到後來的三百多公斤，以居民最需要的止痛藥、葡萄糖胺錠、維他命居多，已郵寄至當地。」

當年縈繞腦際的疑惑是「到底這是一個什麼樣的人物，可以持續做這些事」？認識越多，疑惑越大……於是我開始有興趣讀「這個人」，成為好朋友之後，我給了他一個「人間菩薩」的稱號。

從參加他第一本《一切都是剛剛好》的新書發表會，到閱讀第二本《診療室的人生練習》，再到現在第三本即將出版的書稿，我讀出這個人有著超高的自我實現的靈性特質。他體悟「不經歷風雨，怎能見彩虹」的常理，他把命運轉換成使命，他在診間工作啓發中傳遞人生智慧，有學習、有成長，更有感動……

《診療室裡的傷痕》這是很具啓發性的一本書，我有幸先睹為快，我看到字裡行間深藏不露的醫學專業、心理諮商、感同身受的傾聽與陪伴、恩威並施的關懷與愛撫，這些都建構在「獨具慧眼的觀察力、人溺己溺的慈悲心」的菩薩悲智雙運的功行之上，所以我看到更多的是楊醫師他擄獲病人及家屬完全信賴的視病為親的仁者醫王情懷的寫實。

有道是，生命是一段很艱辛的歷程。光鮮亮麗、平步青雲、幸福美滿……應該是大多數人的願望，假如人們能選擇自己的人生，有誰會願意讓自己掉入昏暗的死胡同？楊醫師在診間接觸到許許多多生命中的無奈，他雖有高度的智慧可以洞察因緣，卻從不碰觸諸多生命的過去，只著手解決當下的問題，為病人的未來有所鋪陳。

「許多的苦，許多的痛，許多的傷，很少遮掩地裸露在我眼前。」我看到人間菩薩的「不忍眾生苦」。

「以後你如果有碰到什麼困難沒辦法解決，可以來門診找我。」我感受到「診間敲門有人應」。

病人紅著眼跟我說：「爸爸告訴我，爸爸活著爸爸最大，要聽爸爸的；如果有一天爸爸不在了，就變成楊醫師最大了，若遇到不會的事，可以找楊醫師討論，要聽他的話。」這不只是視病猶親，簡直是病人一家視醫師為親人。

病人的爸爸缺席醫療團隊舉辦的母親節晚會，事後媽媽在診間敘說傷心往事，他傾聽著沒有多說什麼，他深知「對於一個心碎的人而言，說什麼都是沒有意義的」。但是當病人在候診室對媽媽大小聲時，楊醫師就會對病人碎碎唸……

門診姊姊說：「你一定是住在海邊的管理員，哪有醫師還要管那麼多的呢？」

令人反感討厭的阿泉，因為了解太多阿泉曾經的故事，知道太多他過去不為人知的辛苦，所以比較容易放下那些不舒服的情緒，每一次協助處理阿泉的事情，都跟醫療沒有什麼相關性，都是在處理阿泉生活上一堆雜事和爛事。

當我讀到這一段，我禁不住要讚嘆這真是一位照顧全人全家的醫師啊！

在一百分的定義這一章節，他傾聽一連串的「抱怨」和「差一點」，然後與她重新再討論她的「抱怨」和「差一點」的故事。

他不著痕跡地用了深度的諮商原理：傾聽、專注、尊重、澄清問題、同理、自我表露、高層次同理、賦能等諮商技能全用上了。

在診間，面對一位失戀、抽菸、喝酒……不聽話的病人，他說：我看你以後不要再來看我的門診好了，我想把以前阿得那些美好的回憶保留著。那是一個讓我很放心、很驕傲的阿得，如果你以後變成什麼壞的都會的阿得，我會很崩潰的，那就拜託以後不要再掛我的門診了。……阿得：「楊醫師對不起，我不應該這樣讓你對我這樣失望，我以後一定不會再抽菸了……拜託楊醫師要讓我來看你的門診，如果我再讓你擔心失望，那你就拿棍子打我。」

讀了這段精采的對話，楊醫師先用激將法，再動之以情，讓阿得自知錯誤而主動求情，這招我在學校當導師時也常用喔！

二十五個人生檔案的修復，代表了診間無數病人的縮影，做為一位精神科醫師的他，心裡總是想著，如果可以，如果可能，應該沒有人會喜歡貧窮與辛苦，只是命運之神選擇了他們，他們只好認命，很努力地活下來，但又有多少辛苦人家可能已經快要撐不下去了。他更沒有忘記自已已經擁有許多，還可以為這群心智能力忘記長大的大孩子們做些什麼，他說：很榮幸！我是一個精神科醫師，很幸運！我是照顧這些精神病患的醫師，因為這些在我精神科診間來來去去的生命故事，讓我更加體會到自己的幸福與幸運。

聰明的讀者們，請您告訴我，假如這不是一位菩薩，那什麼才是菩薩呢？

推薦序

與「神」同行的 Dr. Young

林美蘭　大愛廣播主持人

該怎麼形塑楊醫師呢？一個藏傳的佛教徒在基督教醫院服務的身心科醫師，在遙遠的青藏高原上，他是遠方的親人——楊曼巴。領醫師高薪，摩托車卻騎了十多年捨不得換，自掏腰包成立慈善協會的「憨人」，阿Q又真實的 Dr. Young 是我的第一個醫師朋友。

將近二十年前，剛從台北搬到花蓮，人生地不熟，很快就認識了這位還不到三十歲就成為精神科主治醫師，在病人間擁有好口碑的楊醫師，我和好姊妹秀芳就力邀他在我們主持的「後山姊妹的意想世界」節目中，開闢了一個五分鐘的小單元「來找 Dr. Yang」，不僅因為他具有中西醫的醫療背景，也因為他還很年輕、還很熱血，他利用晚上、假日休診的時間準備資料，躲在安靜的空間，拿著專業的採訪機，錄下醫學小常識，在空中做衛教。

那時笑稱他「少年得志大不幸」，認識我們這樣的朋友，當廣播志工錄製節目，歲末還自掏腰包請吃尾牙。醫學中心身心科的候診室，一半以上都是他的病人，雖然他會苦口婆心自己打電話要病人記得回來複診，也會「罵」病人，要他們好好配合治療，那時常常被健保局「申覆」，他還是一切以病人優先，但這樣的個性和處事作風，卻也不容於一般的醫療生態裡……後來輾轉在幾家醫療院所從醫，直到父親往生後，才回家陪媽媽……

他把這樣的「雞婆」個性也帶回去故鄉台東，好長一段時間，在母親、家人的支持下，每年自費自假一個月時間，頂著高山症的不適，前往四千五百公尺青藏高原上的「塔須」義診。在FB常常可以follow他在診間跟病人互動的點滴，或不畏社會的眼光、不怕麻煩，每年浩浩蕩蕩的帶著身心科病人到餐廳「辦桌」、「包場」看電影等等的各項創舉，當然還有記錄下生命中的大小事……

聽楊醫師說話或看他的文字沒有太多的彎彎繞繞，就像他會選擇當醫生，他也從不諱言：「我當年念醫學院，才不是為了什麼懸壺濟世的崇高目標，我家很窮，索性直接問老師，念什麼科系賺錢最快？他叫我去念醫學院。」他的父親因糖尿病歷經截肢、失明、洗腎，到往生。母親挑起一家的生計，經營小麵攤，放學後幫忙洗碗是他們兄妹的日常，因病而貧的生活貫穿了他的童年與求學生涯，為了脫貧，「麵攤之子」立志賺大錢。

但是行醫二十多年，他為藏民與台東的精神病患成立「台灣喀瑪國際慈善協會」舉辦許多公益活動，不做高昂收費的自費醫療和身心靈授課，只因為在他的邏輯裡覺得「每個人都有健保卡，只要他願意掛號，我就願意為他問診，他沒有健保卡，我們就幫他生出健保卡，這就是我們應該要做的事」。這些都與當年立志賺大錢脫貧的心願背道而馳。或許你會覺得若可以賺更多錢，不是可以幫助更多窮人？在他的身上不僅有遺傳自媽媽笑起來有深深的酒窩，也有楊媽媽堅毅又柔軟的力量，這些都滋養了楊醫師關懷弱勢與貧窮的能量。

從第一本書《一切都是剛剛好》到《診療室的人生練習》，以及這本《診療室裡的傷痕》，在他的宇宙存摺裡儲存的是楊醫師滿滿的幸福，書寫的是他一路走來的歷程，字裡行間呈現的是他的真性情。只因他認為「關懷只做一半，慈悲反而是殘忍」，他可以把年薪的三分之二拿去買塔須需要的藥物和營養品。在身心科的診間裡除了疾病的醫療，他還會處理病人和家屬生活上的一堆雜事和爛事。有時還會碎碎唸他們……想想這些畫面，這哪裡是一般醫師會做的事，難怪門診姊姊說他：「一定是住在海邊的管理員。」他真的管太寬了。

社會上容易為罹患思覺失調症的病人貼上標籤，他們不是卡到陰，也不是罪大惡極，只是需要多一些理解和關懷，所以楊醫師常常為病人爭取被公平對待的機會。透過文字記錄下他們曾相遇在精神科的診療室裡的當下，書籍裡一個個鮮活的生命故事，與楊醫師有很多「精采」的對話，讀來可能會莞爾一笑，真的只有「發神經」才會說出或做出來的事，當然也有許多令人心酸和不捨的故事。換位思考，如果我們和他們一樣經歷疾病、貧窮與身心的苦，是否還能繼續前行呢？如果我們像 Dr. Young 楊曼巴遇到這樣的人事物，我們是否能兼具慈悲與智慧來對待呢？

邀請您和楊醫師一起「神遊」診間與「神」同行⋯⋯

非典型的偏鄉醫生——創造體制外的價值

S老師　國立台東大學

某日，楊醫生問我能不能幫他的新書寫序，面對突如其來的邀請，雖然當下我完全沒有心理準備，遲疑了一下子之後，也許是虛榮心的驅使，我立馬答應了，我更希望透過這個機會，與讀者們分享楊醫師為病患與家屬帶來的力量。楊重源醫師是一位相當奇特的「非典型醫生」，這麼說好像不是這麼禮貌，但從病患家屬以及朋友的角度來看他，這樣的感覺真的很強烈，楊醫師真的很不一樣！

我的母親是楊醫師的病患，最初我希望以真實身分和大家分享身為家屬的心路歷程，幾經考慮後請容許我以化名的方式寫下這份推薦序，並且以上帝之名保證接下來的內容都是真實存在。

在我四歲年那年父親突然離世，母親受不了打擊因此出現了強烈的思覺失調症，打從我有認知開始，她總是獨自一人對著天空不斷比畫，同時嘴裡唸唸有詞，不知道她在跟誰對話，彷彿這個世界和她脫勾，沒有人能夠懂她，她也不懂任何人，而我當然也無法理解她。

漸漸我發現媽媽跟別人的媽媽不一樣，成長過程中，媽媽帶給我的不是支持與陪伴，而是自卑與痛苦。小時候的我總是看著她無止境的自言自語，她像是唐僧喋喋不休唸著緊箍咒，而我就是孫悟空在一旁頭痛欲裂，我想要暫停這一切卻無能為力，這種恐懼我至今仍然無法克服，籠罩在我記憶的陰影始終揮之不去。

我的媽媽無法照顧家庭，打掃、煮飯、洗衣……所有家事通通做不好，更遑論有什麼謀生能力，我從小過著家徒四壁的日子，常常連維持三餐、基本開銷的生活費都沒有，需要靠著親友接濟，說我們窮困潦倒一點也不誇張。

記得高中時，我常常沒錢吃午餐，同學問我為什麼不吃，我無法說出實話，倔強的我為了保留自尊，只好說謊「我在減肥」。我常常餓著肚子，也不禁怨天尤人，為什麼別人的媽媽會噓寒問暖，而我的媽媽都不關心我吃飽了沒？種種負面情緒的堆疊，讓我不只對家庭沒有歸屬感，更不喜歡我的母親。

隨著時間推移，我離家外出求學，那段遠離媽媽的時光，也許距離能夠產生美感吧，不愉快的記憶可以暫時封存，我的心情也輕鬆許多。然而只要假期返家，我所有的好心情便瞬間全部瓦解，別人回到家是和爸媽共享天倫之樂，而我回到家卻是當清潔工。

媽媽獨居多年，自理的能力很差，家裡總是很髒亂，地上有沒清理乾淨的食物殘渣，碗盤、砧板、炒鍋都有一層幾近發霉的汙垢，發黑發臭的床單、被套，浴室磁磚布滿黃垢……，剛開始我會花好幾個小時努力的刷，用力的刷，試著想要清理乾淨，時間久了我選擇麻木無視這件事情，若真的看不下去，那就買一個新的放過自己。然而我也還是個半工半讀的學生，微薄的打工薪水養活自己都不容易了，還要支出家裡這些不應該的開銷，我又氣又灰心，我什麼時候才可以擺脫這個困境？這個總是拖我後腿的不正常媽媽，卻是我一路走來習以為常的生活日常。

畢業後正式從事教職，收入逐漸穩定，我不再需要為了錢而煩惱，也很順利組織了自己的小家庭，為了方便照顧媽媽，將她從老家接來台東一起生活。第一次陪同媽媽到楊醫師門診時，認為醫生會很制式的將 SOP 走完一遍，可以很快結束回家。萬萬沒想到，楊醫師花費了半個小時左右的時間，很詳細的了解媽媽的狀況，把家裡能問的所有細節都梳理一遍，這讓我開始對楊醫師有不一樣的觀感。

我對大部分醫師的刻板印象，多半是頭痛醫頭、腳痛醫腳，有什麼病灶給什麼藥，但楊醫師是少見的心細，試圖為病患找出最合適的方針。

我帶媽媽看身心科這麼多年以來，所有的醫生都是把焦點全心放在病患身上，而楊醫師的治療，不僅僅在病患身上，他也非常關心家屬的心理狀況，身為思覺失調症患者的家屬，真的有說不完的委屈，這些委屈只能往心裡吞，如果心理素質不夠強大，很容易被這些負面情緒吞噬，少數運氣好的有病識感能夠及早尋求協助；但我想大多數的家屬應該都沒能發現自己的真實狀況，就這樣能撐一天是一天，直到自己喘不氣，接近窒息才會發現。

我曾跟楊醫師說：「媽媽無法理解我，跟我沒有情感交流，就像當年從博士班畢業順利拿到教職，滿心期待媽媽給我一些鼓勵和讚美，但都只是我的想像，從小到大都沒有發生過，我感受不到媽媽的愛，我缺乏的這些愛，對我好像留下很大的創傷。」而楊醫師說：「這對病患真的很難，但她的愛就是那一些，那一些你看不懂，那一些帶有缺陷的愛，卻是她能夠做的全部，這些不完全的愛就是她全部的愛。」

當楊醫師說完後我開始陷入回憶，尋找她愛我的片段，在那一個時刻時間好像凍結住了，我腦海中的回憶確實有許多「不完全的愛」，那些愛正是我渴望從母親身上獲得的，我花費三、四十年的歲月在尋找，原來我也是享有母愛的人，在那一刻，眼淚不自覺的在診間流下，而這一刻對我別具意義。

也許找到媽媽對我的愛不能夠改變她症狀，我的母親依舊是那個和世界脫勾的人，還是會繼續對著天空不斷比畫嘴裡唸唸有詞，但多虧楊醫師讓我重新找回對母親的情感，我的故事只是楊醫師行醫的小片段，而我不是病患卻能享受楊醫師細心的心靈照護，而楊醫師用醫者仁心做為出發點，創造了許多精采的故事，為了台東偏鄉默默付出許多力量，每年更花費大量的金錢與時間，自費上西藏塔須村義診，相信這樣非典型醫師所寫下的故事，在這本書中會有更精采的片段等讀者細心挖掘。

推薦序

傻瓜醫師楊重源

王秀芳　慈濟大學實習廣播電台台長

「朋友，今年跟我上塔須吧！即使路程就要去掉好幾天，即使高山症令人痛不欲生，即使不能洗澡沒得方便之所，還是值得跟我去一次的喲！」往年每當聽到這位朋友的殷切呼喚，我總是以身體不佳、怕造成負擔為由婉拒邀約，其實心裡想的是，我又不傻，幹嘛冒著生命危險，去一個那麼遙遠的高山、那麼不方便的地方送愛心？那他為什麼年年都要積上一個月的假，帶著幾百公斤的藥物上塔須呢？這段義診因緣及感人歷程，請參考他的第一本書《一切都是剛剛好——台東醫師在喜馬拉雅山塔須村的義診初心》就可以洞察一二。他也在最後篇章回覆所有讀者和友人，為什要上塔須？為什麼要回台東？為什麼要做那麼多事？他很肯定的告訴你：「因為愛，所以感動；因為愛，所以分享；因為愛，所以實踐。」

我總覺得這樣充滿宗教情懷、大愛精神的聖賢之上，距離我這種貪生怕死、庸庸碌碌的普通人非常之遙遠，所以並不是那麼敢承認這位令大多數人敬佩、少數人不以為然的楊醫師是我的多年好友，頂多自認是給喀瑪慈善協會捐捐小錢，精神贊助一下的臉書粉絲，因為如果是我朋友，我應該會時常阻止他，偶爾笑他一句你真傻，因為平常人真的做不到呀！

由於工作所需，採訪過滿多不同專業領域的醫師，楊重源醫師還真的跟大多醫師不太一樣，不只是形象氣質問題，而是整個人給我的感覺，就是有種過於認真的傻氣，大大的眼睛、深深的酒窩，容易開心得哈哈大笑，一看病患不聽話就大小聲，錢雖然賺得不少，卻半個名牌都捨不得買，大多用來施醫施藥施米放糧，難道他真的想當佛教經典裡說的大醫王？

不過我覺得中西醫背景的他，最聰明的就是（或許也是意外）選了一個相當適合他人格特質的身心醫學科，因為他有廣闊無私的仁愛胸懷，所以面對門診裡對著他罵三字經或者只會盧小小的病患，他才能非常有耐心地、盡其所能地幫病患解決問題吧！如果是我，可能早就精神崩潰了。當然他一定也會有沮喪、挫折、火大、疲憊等等困難，但他卻從未逃避，也決不放棄，所以才有第三本書《診療室裡的傷痕：25個人生檔案的修復練習》的面世。

書中每一個人生故事，在他的文字描述裡都很有畫面感，彷彿可以看到楊醫師坐在診療室裡面對一個又一個需要愛與諒解的病患，聆聽很多的無奈、無助，甚至無望的人生，看了這本書會讓人更加的珍惜健康的自己。尤其最後的彩蛋環節，還原了楊醫師如何跟神打交道、如何被叫下地獄去出診的爆笑醫病對話，不禁讓我又想虧一下這位醫師朋友，竟然天界與幽冥界都能自由來去，會不會真的愈管愈寬了？

最後再廢話一段，在這因勢利導的現實社會裡，相信大家都喜歡跟聰明人打交道，什麼叫聰明人？通常泛指高智商、懂得察言觀色、趨吉避凶、反應靈敏的人士；反之，常常笑得傻氣又天真，賺再多錢都送別人，脾氣大又說話直的朋友，可能就會被人背後叫傻瓜了，對，後面說的就是楊醫師，請大大方方對號入座。

但是，老話一句說得好，傻人可是有傻福，何況傻不傻，誰又說了算？

自序

感謝一路陪伴我的診間生命故事

您好，我是楊醫師，謝謝您正在翻閱我的新書。

我先自我介紹吧！大部分的人，其實也沒有那麼「大部分」啦！應該說有一些些朋友知道我的故事，他們都會叫我「楊曼巴」，「曼巴」是藏人稱呼醫師的意思，我在喜馬拉雅山上四千五百公尺，一個叫「塔須」的小村莊上，成立了一個「簡易醫療所」，提供免費的「簡易藥包」，協助村民生病時的使用，當然如果你有興趣的話，可以看看我的第一本書《一切都是剛剛好》，它敘述著我和塔須村的故事，《一切都是剛剛好》有兩個版本，第一個版本的出版社「換老闆」

了，它已經消失絕版了，固執的我啊！花了一筆錢買回了自己的完整版權，原本是想要送給自己當做一個人生的紀念，不過後來感謝健行文化出版社的認同，《一切都是剛剛好》又得以再次可以流通於市面上，所以如果你有興趣，也歡迎大家翻翻看吧！也因為這樣的因緣，也才有現在這本書的開始！

對於大部分的朋友而言，「楊曼巴」在喜馬拉雅山上的故事應該是比較熱血有趣的，可是對於我而言，在後山台東「楊醫師」的工作，才是我回到自己家鄉服務的「日常生活」。就像我最近不經意看了一位年輕病人健保卡上的出生日期，才知道時間走得真快，那一年我認識他的時候，他還是一個十六歲的大男孩，在我的認知中，他一直都是一個孩子，只是一轉眼，他已經是三十二歲的大男人了，十六年的時間就這樣不知不覺地過去了，很幸運我還是繼續照顧著他，很高興他還是一樣的健康快樂。十六年的時間就這樣一眨眼過去了，慢慢地他也長大了，而我也這麼不知不覺中，陪著他十六年了。是的，這就是後山台東「楊醫師」診間的「日常生活」，平平淡淡地，沒有那麼多熱血沸騰的情節，所以當健行文化的敏英找我出書的時候，我真的是誠惶誠恐啊！在後山台東這樣平平淡淡的故事，會有人喜歡？會有人感動嗎？這個問題其實困擾我許久，也搞得我失眠許久許久，既然沒得解決，所以我啊！就把出書這件事擱著吧……也許敏英和健行文化受不了、忘記了這件小事，那這個問題就解決了，我也就不會再失眠困擾了吧！然後就什麼都句點結束了。

當我如此盤算的時候，敏英啊！她就三不五時地問候關心我，而我也是誠實地跟她說，出書沒有人看，沒有人喜歡，很丟臉啊！另外出書沒有什麼人買，也更是丟臉啊！當我焦慮地抱怨時，敏英她緩緩地說，楊醫師，你的文字也許不是最「漂亮」的，但是我覺得你在診間的故事，總是可以帶給我很溫暖的感動，我想一定也可以帶給別人溫暖的感覺。而敏英的這些話，又把我的思緒給「卡」住了，腦袋瓜進入了混沌不明狀態。是啊！當初的我，怎麼開始動手寫下我在診間多的故事呢？我這樣地問著我自己？然後，我又失眠了好多天？腦袋瓜閃過了許多的答案，但好像是，也好像不是，我又失眠了好多天啊！而某一個晚上，我焦慮地走來走去，恍惚間，我被拉到了一個好像候診區的空間，突然裡面叫了我的名字，我緩緩地走了進去，很自然地坐在椅子上，而對面穿著白袍的人，他這樣地說著，你好，我是「楊醫師」，你看起來很焦慮，有什麼事讓你這樣困擾呢？你要不要說看看呢？而這樣的對話，平平緩緩的就好像我平常在診間的習慣，而我也就慢慢地說著我的焦慮……

我記得那時候的我，就只是想用自己的文字，把診間病人的故事，簡單地記錄下來，記錄著病人故事的時候，同時也是把自己對於病人的情緒和期待記錄下來，我一直覺得我不是一個「及格」的精神科醫師，診間裡的精神科醫師，不應該有太多精神科醫師自己的情緒與情感，而我啊！會因為病人的進步而感到高興，也會因為病人的退步而覺得沮喪難過，甚至可能生氣的「大粒」罵病人，然後再

「大粒」的安慰鼓勵他們，是啊！對於精神科醫師而言，這些都是「不及格」的啊！可是，這就是在診間真真實實的我啊！

而在精神科的診間裡，常常是沮喪，難過，挫折，失落，憂鬱，大概你想得到的負面情緒都一定會出現在這裡面，而在「楊醫師」的診間裡，我總是希望在這些「會吃掉人」的負面情緒之中，在病人無解無奈無助的故事中，找到一個可能可以平衡的支點，然後陪著他們可以在很難的人生中，尋找著一絲絲可能的希望，雖然還是一樣的辛苦，但是還是可以繼續努力地走下去，雖然這樣的期待，常常是非常虛無飄渺而不可及的，甚至到了最後結果可能都是一樣的，是啊！看到這裡的您，應該也會感到某種程度的沮喪吧！是啊！人生，真的好難，而精神科病人的人生，真的是由更多的好難堆疊而來的，至於診間裡的「楊醫師」，就是努力在這些好難的人生故事之中，一個一個地陪伴著他們，而我也一直都知道，即使有了我的陪伴，在這些好難的人生故事中，也許也起不了什麼化學變化，但就是陪著他們，而這些都是我自己對於自己的期待，也是楊醫師診間每天的「日常」。

當我坐在診間稀裡嘩啦地講著自己的焦慮時，坐在對面的「楊醫師」緩緩地說著，所以這二十來年當精神科醫師的工作，你真的喜歡嗎？

是啊！這二十來年精神科醫師的工作，你真的喜歡嗎？我想，應該是喜歡吧？不過如果我不喜歡，應該也沒有能力再換工作了吧！不過說真的，我一直覺得，很幸運當年我選擇了精神科領域，很幸運十五年前決定回台東家鄉工作。每一年新年的時候，我總是這樣告訴我自己，同時也是這樣期許著自己，人生總是要做一些別人覺得沒有利益，沒有意義，但是自己喜歡，自己爽，自己有成就感的事。然後就這樣一年「催眠」自己一次，同時也是一年鼓勵自己一次。所以我一直很謝謝這些年「願意」給我照顧的病人們，謝謝他們包容我常常很「大粒」的碎碎唸，謝謝他們可以遵守我很「大粒」嚴格又機車的醫囑要求，更謝謝他們給我滿滿的動力，讓我可以繼續照顧著他們。我想如果沒有他們願意讓我陪伴他們的生命故事，這樣的「楊醫師」和這樣的「診間」應該真的會是一個很難走下去的工作吧！

寫書出書這件事，對於在台東後山的我而言，真的是比看診還要難上千百倍，不過看到自己的書印製出來，真的是滿興奮的，看到自己的書陳列在書局書架上，真的是滿感動的，最後我希望把這本書，送給我生命中最最重要和珍貴的兩個女人，第一個是我的母親黃淑華小姐，謝謝她給予我滿滿的溫暖與愛，讓我可以在夢想的道路中，勇敢地豎持下去，我想如果當時我的母親有一些些的質疑，那就不會有今天和世道不大一樣的「楊醫師」了。媽咪，我好想您，每天我都想您，謝謝您對我所有的教養，我會帶著您的愛，繼續當一個讓您驕傲的「楊醫師」。

而這本書第二個是要送給我的太太Alice小姐（我們家兩位大小王子都叫她美人魚小姐），謝謝妳來到我的生命中，讓我知道我的生命不再是一個人的生命，謝謝妳包容也縱容我所有追逐夢想的一切，就像我每次去喜馬拉雅山的時候，妳總是這樣對我說，安全的去，然後安全的回到我們的家，如果受到任何的委屈，不要難過傷心，回來給我ㄈㄨㄈㄨ抱抱就好，只要你沒事，只要你回到我身邊，其他的都不重要了，謝謝妳，我最親愛的老婆大人。

寫到這裡，我對著診間的「楊醫師」說，我終於可以解決我的焦慮了，這本書的序，終於好不容易從我的焦慮中「擠」了出來，終於可以放心交給出版社了，當然更要感謝看到這兒的您，希望您可以繼續容忍我那胡言胡語的文字，也希望你會喜歡「楊醫師」在診間的故事。

目錄

CHAPTER 2

醫病之間

CHAPTER 3

關懷送暖

CHAPTER 4

門診爆笑集

CHAPTER

1

病患的生命傷痕

思覺失調症不是卡到陰

假日騎著機車買東西的時候，看到一個已經許久沒有回診的個案。寒流侵襲的低溫天氣，他只有穿一件髒髒的薄夾克，一個人獨自在街上自言自語地走著，完全不是以前治療時的穩定狀態。

記得以前他的家人就很抗拒精神醫療，我們團隊當時還花了心力去介入。結果，出院後就開始不規則回診，後來就消失在我的診間多年了。

當下路過他的我，什麼也不能做，心中真的是很不捨與難過，祈願精神醫療能再次介入混亂狀態的他啊！身為精神科醫師的我，不能治癒這些精神病患者，對我而言，真的是莫大的挫折。

當精神病患拒絕接受藥物治療的時候，我們可以百分之百的預期，在不久的將來，他「一定」會發作；甚至有極高的可能性，他「一定」會送入急性精神病房住院治療。

而且每一次急性精神疾病的發生，同時也代表著個案的腦神經功能的退化，表示我們會眼睜睜看著他們「一定」的退化。

當我用「一定」這兩個字的時候，我想大家也許還不能了解我內心的沉重，但是看到一個曾經健康、年輕、充滿活力的年輕人，隨著「思覺失調症」疾病的發生，他們卻一步一步走向精神混亂的局面，同時也是一步一步走向退化的人生啊！

他們也曾經跟我們一樣，期待著美好的夢想；他們的家人應該也和我們的家人一樣，期望他們能擁有大有為的未來啊！希望他們有一個賺錢的好工作，希望他們可以自己組一個自己的家庭。我想，就像我們爸爸媽媽對我們的希望一樣，只是這樣應該可以，應該可能的希望，卻變成了那遙不可及的妄想啊！

因為一旦「思覺失調症」這種精神疾病的引信被點燃了，甚至連「自己照顧自己」這種最基本要求的期待，都會慢慢地變成太過遙遠的夢想。

所以，由此你就可以知道，這是一個個多麼殘酷的事實，這些精神病患者所處的無奈，和這些精神病患者家屬的沮喪了。

你可以想像一個我每天在門診會遇到的畫面，一個年紀輕輕，大約二、三十歲的精神病患者，常常因為拒絕接受規則精神科藥物治療，而導致他拒絕外出工作，到最後無法工作，甚至也是無能工作。

整天把自己關在自己的房間內，不出門、不清掃、不洗澡、不換洗所有衣服，不與所有人互動，甚至也不與家人互動。從此之後，他慢慢地變成：髒髒的、笨笨的、怪怪的一個人。

就像我曾經協助的一個精神病個案，當時我都覺得他家比鬼屋還要可怕，我們幫他從家中清出了三卡車的垃圾丟掉。你就可以知道，這些與他同住的家屬，他們是有多無奈了。

這也是為什麼，精神科醫師鼓勵著精神病患者接受藥物治療，因為早期接受規則的精神科藥物治療，可以穩定病患的精神狀態，同時也可以預防疾病所造成的腦神經功能的退化。

沒有人願意得「思覺失調症」這個疾病，然而大家對這個疾病有著太多固執與無解的邏輯。像是：「卡到陰」、「中邪」、「鬼魂附身」、「業障病」，太多跟「怪力亂神」牽扯不清的說法。

我想這些都是精神科醫師應該努力的空間，它是一個疾病，如同糖尿病、高血壓一般。只是不幸的，它影響一個人的大腦神經功能，「幻覺」和「妄想」困擾著這些患病者，讓這些病患處於一個痛苦不堪的生活中。

大部分剛剛發病的思覺失調症患者，他們幾乎都是「拒絕」精神科治療，也許過去精神科藥物治療有太多具體的副作用，所以大家才會那麼「拒絕」精神科的所有治療。

對於「第一次」來看我門診的病人，我都會花許多時間來說服他和他的家人。我常常會如此告訴病人：「我知道，生病這些年的日子，你是非常、非常辛苦和努力的，你不知道該相信誰，你也不知道該怎麼與大家互動了。如果可以，如果可能，可以讓我和你，一起找到最適合你的治療方式，希望可以讓你過去與現在的辛苦生活，可以得到更好的改變吧！」

我想，幾乎所有思覺失調症的患者，他們都可以找到最適合他的藥物治療，在持續性規則抗精神病藥物治療之下，大部分病患可以慢慢恢復平穩生活的軌道。

所以我都是這樣建議病患和家屬，「就近」地找一個你喜歡的精神科醫師，不一定要找很有名，很大牌的，也不一定要找病人很多的。找一個你聽得懂他所說的話，你也聽得進去他所說的話的醫師，同時你說的話，他也能完全了解。

如果服用藥物的過程中有任何的不舒服，千萬不要不好意思，不敢與醫師討論，而你所有的症狀，更要誠實向醫師說明，這樣一定可以找到最最最適合你的處方藥物。

認識疾病，了解疾病，接受疾病，鼓勵精神病患者和家屬接受精神科治療，是我們所有精神科團體所需要努力的功課，也請為我和我的精神病患們，用你們的方式，為我們禱告，祈福，迴向。

感恩不盡！

一條棉被的價值

阿賜，一個讓許多人「倒彈」的人。

現在的他，不只沒有爸爸媽媽，沒有兄弟姊妹，甚至所有認識他的一眾親戚們，不論關係親疏遠近，沒有意外的，全部的人都忙著找各種理由和方式避著他。

而我也必須很誠實地說，如果可以丟掉「醫師」這個角色，其實，我真的也很「討厭」他。所有大家普遍知道的許多壞習慣、壞缺點、壞脾氣，阿賜大概差不多全部都具備吧！而這也是為什麼大家都那麼討厭他的原因了。

不過大家不知道的是，現在的他，其實已經算是「收斂」許多許多了，也許是因為精神疾病造成的「退化」，也許是因為年紀慢慢地老了，也許是他知道，再這樣下去，遲早有一天會沒有人願意幫忙他。

但即使如此，現在的他對於大部分的人來說，大家仍然都避之唯恐不及啊！

阿賜因為「古時候」在他來看門診時，我曾經對他說過的一段話，所以他就真的三不五時會到門診來找我。記得我當時是這樣告訴他的：「阿賜，以後你如果有碰到什麼困難沒辦法解決，可以來門診找我討論。」

結果，換來的是門診姊姊現在總是會開玩笑的跟我說：「楊醫師啊！你幹嘛幫一個比鬼還可怕的人啊？」

「你知道他在門診外面，經常會很『豬哥』地用嘴巴吃我們的豆腐，有時候甚至還會故意碰觸我們的身體，他長得那麼粗壯大隻，根本就沒有人敢去罵他啊！只有在你的門診室裡面，他才會乖得像隻小貓小狗一樣，只有你的話，他才會聽一下下。所以你根本不知道，每次我一看到他，只有滿肚子的怒火啊！」

我只能半討好、半安慰著門診姊姊說：「其實阿賜真的比以前進步很多了，現在你們『提醒』他，至少他都會乖乖聽話一下子。妳應該還記得以前的他吧？當妳『提醒』他的時候，他大概就是會演變成更大聲、更可怕的『暴力』狀態，他不知道以前在門診發生多少次的暴力事件了。」

我心裡當然非常清楚，現在的他，還是十分讓大家有壓力，甚至讓所有的人都討厭他。說真的，如果我不是他的主治醫師，我應該也是會選擇躲得遠遠的吧！正因為我是照顧他的主治醫師，我知道太多關於他過去曾經的故事。

阿賜他不僅無父無母，沒有兄弟姊妹，沒有家人，更糟的是，也沒有一個可以居住的地方。加上他個性壞、脾氣差，更加沒有任何朋友願意幫忙他。其實，他也真的是一個非常可憐的人啊！

我們試著一個一個的去切割我們的情緒。

的確，阿賜擁有許多讓大家討厭他的原因，他也真的是一個讓大家「鬼見愁」的厲害角色，可是，他也很不幸生病了啊！

他也真的是一個需要被協助的個案，看到他需要被協助的那些原因，我就相對會比較沒有那麼多的情緒，我也比較可以放下我對他的討厭，這樣才能夠有動力可以繼續照顧阿賜。

像阿賜上個月才跟我要了一條棉被，結果，才過沒多久，最近他竟然又跟我再要一條棉被。你覺得，我應該怎麼處理呢？

如果是一般住在家裡的病人，他們應該會被我……「罵屎」吧！可是對於沒有家人，又居無定所的阿賜，大概只有寒流來的時候，他才會知道棉被的「重要性」和「急迫性」吧！平常天氣好的時候，他大概根本沒想過，也不會知道棉被跑到哪裡去了啊！

我看了一下最近氣象預報的資料，寒流都要來了，晚上多半是睡在公廁的阿賜，你叫我怎麼有辦法狠下心不要給他棉被呢？一條可以陪阿賜撐過這一次寒流的棉被，我想，這條棉被的價值和效果大概就足夠了吧！應該也不會對不起這些捐贈者的善心了。

就像我不大會給阿賜白米，因為給一個居無定所的流浪漢白米，你是要叫他怎麼煮飯呢？還是要叫阿賜直接吃白米呢？因為這樣的協助，比較不切實際，而且帶來的利益也太少了。如果直接給阿賜白米，表面上看起來不像浪費，其實反而是一個看不到效果的浪費呢！

如果下次寒流來時，再給阿賜一條棉被，乍看之下，真的好像是很浪費的一件事，但如果再深入的、仔細的想一想，也許不一定算是浪費吧！

就像我們照顧阿賜的時候，如果我們只是看到他讓人生氣的部分，真的，我想大概百分之百的人都會感到火冒三丈的很「倒彈」。可是如果可以暫時放下自己的情緒，看一看阿賜那可憐的故事，看一看阿賜需要協助背後的真正原因，那我們大概就比較願意繼續照顧阿賜吧！

當然我還是必須很誠實說：「其實，我也滿討厭阿賜的，不過看到他那些可憐的部分，就比較可以放下那些不必要的情緒了。」

老天爺讓我們遇到阿賜，而阿賜也不小心跟了我們相處那麼多年。我想，一切的一切，冥冥之中都是老天爺的巧妙安排吧！我們就順著老天爺安排的路緩緩地走下去。

人啊！只要換個角度看待所有生命的故事，即使再怎麼黑暗的世界，都有可能找到陽光灑落的溫暖。

祝福什麼都沒有的阿賜吧！同時也是祝福，擁有幸福的我們！

大女孩生娃娃

阿娟，一個三十出頭的「大女孩」，為什麼她都已經三十多歲了，我竟然還稱她為「大女孩」呢？

因為在她三十多歲的生命故事中，雖然年齡隨著時間增加了，身體也逐漸長大了，可是她的大腦智商年齡，生活功能，卻還是像一個沒有長大的「大女孩」一樣，非常簡簡單單的一個「大女孩」。

她跟著「這個男朋友」來到台東生活，也因為如此，很幸運地，我在門診認識了她，也開始慢慢了解這一個「不幸運」的人生故事。門診時，要先對她的家庭狀況進行初步了解，等到她告知有關於她的「家族譜」時，我就完完全全……

不知道如何澄清了……

阿娟，她總共生了五個孩子，這對於三十多歲的女性而言，生育過五個孩子算是非常多產的，至少以現在的社會來說，這種例子並不常見。不過，重點來了，一個讓我「不知所措」和「不知所云」的重點，這五個孩子後面的故事劇情，竟然代表著有「五個爸爸」。

當時的我，聽到這個情形，完全地陷入一種茫然無措的狀態，整個人傻在那邊，不知道該做何反應比較合乎常理。

五個孩子，五個爸爸，五段關係。

有的孩子，由社會局協助送養了，有的孩子，被爸爸接手扶養了，有的孩子，安置機構正在協助處理中……

從這些令人訝異的種種情況來看，你就可以知道為什麼我會不知所措了。

前年，她和「這個男朋友」第一次懷孕了，阿娟她說：「如果孩子生下來，我們打算就要辦結婚了。」結果，兩年的時間過去了，她又再次生了一個小娃娃，可是她和這個男朋友依然還是保持著「同居關係」。

不過，兩個人靠著打打零工的收入，加上社福補助的津貼，四個人的生活雖然並不寬裕，倒也還算過得去。今年初的時候，她傷心地哭著來找我，告訴我她的小娃娃因為「照顧不當」的因素而離開了，她非常的傷心和難過，我安慰了她好久好久的時間，後來阿娟跟我說，男朋友和她討論過了，他們想再把孩子「生回來」。

我完完全全不知道該如何接話下去，就一個媽媽的角色來看，我當然知道阿娟失去孩子的痛苦和感受，那也不是簡單幾句安慰的話就能夠輕易撫平失去孩子的傷痛。可是就一個熟悉他們一切生活的醫師，以他們當下的情況來看，非常糟糕的生活環境，非常不及格的爸爸和媽媽，以及非常不成熟理性的「想再把孩子生回來」的這件事，又叫我應該如何回應她比較好呢？

我實在不忍心潑她冷水，澆熄她滿懷希望的想法，畢竟，看她興沖沖的樣子，彷彿又重新振作起來，於是，我只好叫她先照顧好自己的身體，其他的事可以慢慢來，不用過於著急啊！

我和醫療團隊討論了阿娟的故事，我提議，由我來出阿娟「結紮」的費用，大家與當地衛生所公衛護士合作，一起來完成這個「困難艱鉅」的任務。

我跟大家說，阿娟和現在這個同居人已經育有兩個男孩子了，目前一個是三歲多，另一個小嬰兒最近才因為「照顧不當」而去世，而他們兩人的經濟來源主要是政府社福補助和不固定的打零工收入，就孩子的成長環境與教養過程，真的是一個很不ＯＫ的狀態啊！

而阿娟的精神疾病需要長期服藥控制，身心狀態的不穩定，再加上高比例的遺傳基因的可能性，我個人是非常擔心孩子將來可能會面對的現實問題。當然，我完全了解「一枝草，一點露」的邏輯，如果可以，如果可能，讓阿娟接受「結紮」

的可能性，讓阿娟和他的男朋友用心全力照顧現在這個三歲的孩子即可，否則，我真的很擔心孩子的未來發展。

當然大家也是完全了解我的擔憂，畢竟，孩子真的是天上來的天使，如果可以，所有的環境和條件允許，每個孩子都應該受到更好的照顧和對待吧……

今天的門診時間，我又再次看到了阿娟，她跟我抱怨最近生活上和經濟上的壓力，我告訴她，有關我們團隊建議她「結紮」的提議，可是阿娟最終還是拒絕我們了，她還是一心想努力和男朋友把孩子生回來。

當下的我，又生氣，又難過，又不知該如何是好。

我告訴自己，算了吧！這就是人生啊！無論我再怎麼擔心，阿娟他們還是有自己的堅持與想法，不如先把這個「擔心」暫時省下來吧！如果……萬一……阿娟真的又生小孩了，等到時間到了，那時候我再來擔心吧！

現在只能先協助當下眼前看得到的問題吧！其他的，就先不管了……

我升級當「醫師阿公」了

阿華，她是我回台東工作之後，第一批照顧的病人，也因為這個原因，所以我對她的印象特別深刻。

以前，我常常會去她家買東西，順便看看阿華的狀況，也看看她的家人，知道她一切都好，穩定如昔，家人們每一個也都很平安，我也就能夠放心了。

後來有一天，阿華因為一場意外而走了。

也許，因為知道的事情多了，了解的也多了，反而對於阿華的事情更加捨不得、放不下，也拋不開。

我一直對阿華有一種難以言喻、又非常捨不得的情感；捨不得阿華，捨不得阿華的家人，更捨不得阿華她那小小的女兒。

所以之後有很長、很長、很長的一段時間，我就不曾再走進阿華的店裡面了，我怕一旦我再踏進那裡，會不由得想起阿華和她的家人，想著如果阿華現在還在的話，所有的一切會不會不一樣，不曉得，那又會是什麼樣的情況……

不過，如果我剛好有事要經過她們家的那一帶，我還是會偷偷的、不小心的，剛好從她們店門前「順路」經過。知道她的店還是一如往常的開著，知道她的家人一切安好，那麼，我始終懸掛在那的一顆心，好像也就能夠稍稍放下了一些些。

去年初，因為一位很久沒碰面的老朋友特別邀約，我才不得不再次踏進了阿華她們家的店。

沒想到，這麼久沒來，店裡還是和以前幾乎一模一樣，同樣不變的裝潢和陳設，同樣類似的商品擺放位置，許多小地方甚至還是和阿華當老闆娘時一樣的味道，這點倒是讓我頗為意外，恍惚之間，竟有一種時間倒流的錯覺。

當我看到店裡年輕女老闆的時候，我真的是嚇了好大一跳啊！她真的好像年輕時候的阿華啊！我彷彿又看到以前年輕時候的阿華再次站在我面前一樣，這一切……真的是令人難以置信啊！

原來負責照顧這間店的「老闆」半退休了，因此將這間店交給了年輕第二代的女兒來經營。

聽著年輕女老闆說著店裡的「歷史」，我的心頭酸酸的，但同時，也是甜甜的。因為捨不得阿華，所以心頭酸酸的；因為看到阿華的女兒，所以心頭也是甜甜的。

這種悲喜交集的感覺啊……讓我開始產生一種難以言喻的「芥蒂」。不過，我必須很誠實的說：「我還是不習慣去阿華她們家的店，因為我不喜歡買一個東西，還連帶有那麼多複雜難辨的情緒啊……」

結果，這個星期一又有老朋友約在阿華她們家的店，真不曉得為什麼總是和阿華家的店這麼「有緣」，而且老朋友們都很會挑地方，哪裡不選，偏偏都不約而同的選中那裡。

原本有點「故意」，想假裝忘記而失約，後來，我還故意小遲到了一會兒。當我一進去阿華店裡的時候，我立即看到一台裝了許多小玩具的嬰兒床，接著，又看到阿華女兒背後背著一個小娃娃，不時的在店裡頭忙進忙出、熱情的招呼客人。

突然間，我有一種很「療癒」的感覺，而我也很自然地向阿華女兒自我介紹說：「妳好！我是妳媽媽阿華以前的醫師。恭喜妳！當一個幸福的媽媽了。」

沒想到，阿華的女兒竟然把小娃娃放下來，還特別抱到胸前讓我仔細看看這個小娃娃。

她相當高興而且激動的跟我說：「楊醫師，我一直記得你啊！我都一直有追你的消息喔！」

「而且我還有買你的新書《診療室的人生練習》，我還以為你會把我媽媽的故事寫到書裡面，這樣我又多了一塊關於媽媽過去的記憶能夠保留下來。真的非常謝謝你，以前幫我們陪伴媽媽度過那段辛苦的日子。」

「以前，媽媽用這間店照顧我們長大；現在，我也要用這間店照顧我的孩子長大。我的孩子雖然沒有機會親眼看過我的媽媽，但是，我會用阿嬤留下來的『味道』陪伴我的孩子一起成長。」

「楊醫師，等我的孩子大一點的時候，我要常常跟他說阿嬤以前的故事。另外，還有一件事情我想拜託你。楊醫師，我可以帶孩子去你的診間嗎？我要跟我的孩子介紹——你是照顧阿嬤的主治醫師。」

看著她興高采烈地說著，我彷彿也能感受到她那激動不已的情緒。

突然，阿華的女兒像是忽然想到了什麼有趣的事，開心的大笑著：「哈哈哈！楊醫師，以後他要叫你醫師伯公了啦！」

突然間，我的心頭湧上了一股「幸福」的暖流。

我想，不管過去曾經發生過什麼事，所有好的、壞的，開心的、難過的，一切的一切，都過去了，也該放下了。

謝謝阿華的女兒送給我一個那麼感動的「禮物」，不過，也希望我還沒有那麼快被叫「醫師阿公」啊！

被撕裂的青春

病了十二年，一開始只有出現模糊的症狀。

從第六年開始，病情轉為劇烈，不間斷的耳語絮絮叨叨的，像黏稠空氣包覆著我，無法逃開。

像是二十四小時跟一群對你充滿惡意的三姑六婆的相處，他們分析、評斷、攻訐、嘻笑，從扭曲你所作所為的原意，踐踏你的本質和靈魂得到滿足。並因為他們本是虛構性質，和對虛構反擊的無力和荒謬，我無從反擊，無從發洩，只能任由他們壯大肆虐而痛苦不堪。

如果是面對對你懷有言語上惡意的其他人，你可以駁斥、訕笑，用簡易的邏輯來突顯他們的不理性和幼稚。

但是面對腦海中隨機產生的聲音，無情緒，不會羞愧，無反應，從不休息，能做的似乎只有忍耐了。

但是忍耐的同時，也對自己的無能為力和渺小日漸感到不耐煩了。

這是一天二十四小時的酷刑，從你吃飯、睡覺、做的事、想的念頭，這些聲音無不一一分析，一一評價，從不休息且從不間斷。更糟的是，他們如此的真實，甚至滲入真實生活中，無從分辨。

所以，產生了無時無刻被窺伺的妄想，沒有獨處放空的時間，那些虛構的腦海中的聲音混在他人的言語裡，根本無從分辨真實與虛幻。

有一陣子，我拒絕相信自己的疾病，而認為自己處在像《楚門的世界》一樣的虛幻舞台上，我認為自己所處的所謂真實的世界，是身邊的人所堆積的虛幻影像，而那些聲音才是真實的不經意的揭露。

所以我處心積慮的想找出窺探我的人，想從我的敵人那裡知道真實的面貌。所以我防備而悲傷的對待我親近的家人和朋友，同時不斷想去尋找那些讓我痛苦的聲音來源以獲得真實。

柏拉圖的真實世界是火光投影在石壁上的跳動影子，我當時的想法也是如此，我想找出投射影子的本體和光源。

但那絕對是痛苦的。

在虛構裡想要找到真實，同時對真正的情感關心產生懷疑，那是比獨自一人更千百倍的喧鬧的孤獨。懷疑愛你的和你愛的人，懷疑簡明的事實，懷疑每個人，懷疑自己。

所以，不能吃，不能睡，不能做事，不能思考。

這期間還是不間斷的接受治療，但是在不能信任任何人的狀態下接受醫生的幫助，也會因為這不信任感而無法和盤托出每日病情變化，而藥石似乎也不見療效。

三年前，讓現在這個醫師看診，服用新一代抗精神病藥物，病況才穩定下來，不再有虛構的聲音擾人，生活也恢復正常，而我的真實和人生似乎再也不值得懷疑。

有我這樣服用新藥就好轉的病例，自然也有第二例和第三例。

上面這篇文章的作者，他是「思覺失調症」的患者，也是我所照顧的精神病患者。雖然文章很長，但長不過那段他曾經被撕裂的青春……

他因為接受正確的抗精神病藥物治療，現在的他才能擁有和我們一樣的人生，而不是拘限在無止境的「幻聽」與「妄想」之中。

有人問我，什麼是「思覺失調症」，以前它的名字是「精神分裂症」，它是一個「腦神經精神醫學」的疾病。

思覺失調症的發生率比大家想像得高，全世界平均人口發生率約為百分之一，一百個人中，就會有一個思覺失調症患者，而且它有很高的家族遺傳的可能性，疾病發病年齡大多在青春期過後的年輕歲月。

講更白話、更殘忍一點，在我們過去求學過程的同學之中，一定有人抽中了這「百分之一」機率的籤王。在還沒發病前，這些孩子跟我們一樣，都是青春、活力、健康、快樂的正常人。

但是當「思覺失調症」的疾病引信點燃，他們的人生就和我們一般人的青春分道揚鑣，「幻覺」和「妄想」困擾著生病的當事人，也打亂他們真實人生的原本規畫。

「幻覺」主要以「聽幻覺」為主，他們會聽到虛擬不存在的「聲音」，擾亂著人生；而這些虛擬、不存在的幻聽，就像平時和朋友家人真實對談的那樣真實。你可能會看到他們一個人自言自語對著空氣說話。

「妄想」主要以「被害妄想」為主，覺得周遭的人要對其不利，加害於他，甚至連自己最親近互動的家人朋友，他都變得多疑不安，無法信任。

幻覺和妄想，破壞了他們對虛幻與現實的區別，讓他們現實生活的世界，變得非常敵意與恐懼，讓病人生活在一個虛擬、空幻、猜忌、邪惡的世界裡。

再加上疾病會導致大腦細胞提早萎縮與退化，造成病友們大腦心智功能的逐漸退化情形，病友們的自我照顧能力慢慢退化，人際互動退縮封閉，工作能力逐漸消失，以前能做的事、可以做的事、會做的事，慢慢的執行品質愈來愈差，甚至無法執行。

許多人總是誤會是不是壓力太大，或者是不是受什麼嚴重挫折而生病，更有甚者，認為是不是「卡到陰」、「中邪」、「附身」的影響，對所有的病患家屬而言，沒有人能接受一個正常的孩子變成如此不正常。所以，大部分家屬第一時間，一定帶去求神問卜、祭改、驅魔、加持、辦法事，不管什麼宗教、有名無名，聽說有效都願意一試。

其實，精神醫療早期治療、早期介入才是重點，接受新一代抗精神病藥物治療是現代精神醫學，唯一也是最好的選擇。現在病友們治療效果都非常好，副作用少，新一代抗精神病藥物甚至可以避免腦退化問題。

如果你的醫師考慮療效與副作用，而不介意健保對於高藥價控管的機制，強烈建議你與你的主治醫師商量，評估新一代抗精神病藥物治療的可能性。

只是很現實的問題，現在的醫學無法「完全」了解它的病因，現在的藥物只能「治療」而無法「治癒」疾病，這代表現在的這些「思覺失調症」的病友們，在「治癒」思覺失調症藥物發明前，他們需要「終身」規則服用藥物，才可以穩定病情及避免大腦認知功能退化。

但只要病友們能配合醫師處方藥物，「妄想」、「幻覺」等干擾症狀幾乎可改善。門診許多有病識感的老朋友，都可規則服藥治療，也可維持很好的功能表現。

所以，我常說，沒有人願意得這個疾病，只是，我們很幸運沒抽中「籤王」，抽中這「百分之一」的思覺失調症的發生率。只是，他們很不幸抽中了籤王，為我們承擔了這「百分之一」的人生苦難。

我總是如此開玩笑說，上帝不小心在我這群大孩子們身上開了小玩笑，讓他們在青春美麗的二十多歲走入生病的道路。

很榮幸，我是一個精神科醫師，很幸運，我是照顧這些精神病患者的醫師。下次如果有機會與精神病友互動，麻煩你多一點包容，多一點耐心，再麻煩你一定要再多一點愛。

請為我們大部分人擋下百分之一疾病發生率的精神病患，加油、鼓勵、打氣、支持、陪伴，用你們的方式為精神病患者禱告、祈福、迴向……

請為我們，祝福。

令人擔心的討厭鬼

阿泉，是一個能夠讓許多人都很討厭他的人，即使是不認識他的陌生人，也都會對他的言行舉止搖頭嘆氣，大喊：「怎麼會有這樣的人啊？」

因為他啊！三不五時就會來我的診間報到，像是沒事來這裡走走看看，吃吃家常便飯似的。而他每次只要一出現在我的診療室外面時，不是會去「虧」一下坐在旁邊候診的病人家屬，不然就是會裝成可憐兮兮的樣子，跟別人說他已經三天沒有吃飯了，要跟別人「借錢」吃飯一下。每每他的誇張行徑，都搞得大家雞飛狗跳、天怒人怨。

他甚至「膽子很大」，竟敢還會在我面前，跟門診姊妹說：「妳好漂亮，可以當我的女朋友嗎？」結局當然就是——他會被我很「大粒」的罵一頓，叫他不可以再這樣騷擾門診姊妹和其他人了。

最離譜的是，他還曾經連續守在某個單位的門口將近一個多月的時間，每天風雨無阻的在那邊「站崗」，就只是為了能夠見到某個女同事一面。

阿泉啊！他就是這樣的一個人！他真的做了太多、太多讓大家既「討厭」又「反感」的事情了。

所以，每一次其他單位的同事受不了時，都會來跟我「投訴」阿泉：「楊醫師，你可不可以管一下你的病人阿泉啦！他最近又三不五時來騷擾我們單位的女生了啦！可不可以麻煩你把他的藥加重一點……還是拜託你直接把他關起來好嗎？別再讓他出來『亂』了啦！」

我當然完全了解同事們對阿泉感到抓狂的情緒，不過也因為了解太多阿泉曾經的故事，知道太多他過去曾經不為人知的辛苦。所以對我而言，似乎就比較容易放下那些不舒服的情緒了。

不過我常常想，如果我不是照顧阿泉的醫師，而他也不是我的病人，如果我不曾「介入」阿泉的生活太多，也不知道他太多的故事，了解他生活上的各種辛苦與辛酸，我想，我應該也會和大部分的人一樣，討厭這個隨時都會讓人火冒三丈的阿泉吧！

不過，我還是必須很誠實、坦白地說，阿泉常常來我的診間，偶爾，我也是會小抓狂一下，並不是完全可以百分之百的接受他所有一切的離譜行徑，對他也不是完全具有「免疫力」，或者產生「抗體」了。

因為每一次協助處理阿泉的事情，好．像．幾．乎．都．跟．「醫療」沒有什麼相關性，都是在處理阿泉生活上的一堆雜事和爛事。

比方說，他又不小心「順手」拿了人家桌上的東西吃，造成了其他人的困擾和誤會；或者是，他又喜歡上哪一個單位的小姐，不僅如此，然後他還每天去人家公司門口「站崗」，陪人家上班。

比方說，他又沒有繳健保費了，又欠了多少的醫療費用；他又在哪裡喝酒鬧事，又給大家帶來多少頭痛的糾紛與麻煩了啊！還是他又笨笨的、貪心的去當人家的「人頭」……

真的，幾乎每次要替他處理的都是一堆很無聊的雜事，再加上常常讓人「倒彈」的爛事。所以我還是必須很誠實地說：「我常常是一邊抱怨阿泉的不是，然後一邊得處理他惹出來的這些種種事情。」

我想，從某個程度上來說，也許就是……捨不得吧！因為總不能一直放任阿泉這樣……爛下去！如果連我都再不管他，再不理他，像阿泉這樣孤伶伶的一個人，沒有家人，沒有親戚，也沒有朋友，甚至連個固定棲身之所都沒有的人，又有誰能夠幫助他呢？

不過，這個星期的台東，真的是好冷好冷啊！尤其是平常習慣了天天享受溫暖太陽的台東人，真的是……冷得有點讓人受不了。而很奇怪的是，我這個星期都沒有看到阿泉來我的門診找我「報到」，甚至，也沒有聽到其他單位的同事來跟我抱怨有關於阿泉的事。

理論上，沒有阿泉這個「麻煩製造者」，我應該會比較輕鬆吧！結果，我反而開始有點擔心他啊！

天氣實在是好冷、好冷，想到阿泉不但是居無定所，又沒有家人，而且也沒有手機，應該……不會……有事吧？心中有種莫名的擔憂與不安。

以前每天看到阿泉，看他天天來門診報到，心裡覺得除了煩，還是煩啊！結果寒流侵襲的這些天，沒有看到他出現，我竟然開始擔心起這個「討厭鬼」了。

老天爺啊！我相信我應該還可以繼續容忍阿泉很長一段時間的，麻煩老天爺保佑阿泉一切安好，平安無事啊！

真實人生的故事

有一天，我去參加一個「好野人」的聚會，大夥圍著我希望我能分享我在台東的故事。

其中一個朋友不小心，不經意地說著：「也許你的病人他們『適應』現在貧困的生活，也許他們很『enjoy』著現在的日子。」

當下的我，有一種心被狠狠「撕裂」的感覺，好想立即離開這個我完全無法接受的圈子。

我想，如果可以，如果可能，應該沒有人會喜歡貧窮與辛苦吧！只是命運之神選擇了我的病人，他們只好很「認命」、很努力地活下來。但又有多少辛苦人家可能已經快要撐不下去了呢？

我們總是習慣用「眼睛」去看著別人的辛苦，我們總是只有用「嘴巴」去說著我們的不捨，卻忘記一直擁有許多的我們，還可以用雙手雙腳為貧困的人做點什麼呢？

像是阿星，一個重度自閉症的高中生，因為只有簡單的口語表達能力，幾乎沒有社交溝通能力，也根本無法配合特教學校的團體生活，所以阿星幾乎需要家人全天候的陪伴和生活協助。

因為阿星的家庭是屬於「低收入身分」，當家人必須要外出工作時，因為沒有人力可以整天陪伴並且照顧他的時候，就這樣，他只能被「關」在家裡。

結果，也因為「關」得越久，阿星也變得「退化」越多，甚至出現暴力攻擊家人和傷害自己的情形，也因此，家人變得沒有辦法放心外出工作，整個家庭頓時陷入一個更黑暗、更無助的挫折中。

幸好台東當地成立了「非愛不可星兒手作工坊」，協助後山台東的自閉症患者白天進行社區復健治療，讓這群心智能力忘記長大的「大孩子們」，學習更成熟的口語表達和社交能力，避免因為自閉症而提早退化，也讓自閉兒的家屬們可以安心工作，更避免自閉症個案進入成年之後，因為退化成為社區干擾來源。

這群和阿星一樣的「大孩子們」，每天高高興興地學習從家裡坐公車來到手作工坊，由教保員老師教導他們做餅乾和果乾，每天學習自己包裝好吃的台東好米，每天學習對我們來說，再簡單不過的基本人際互動。

也因為參與工作坊的訓練，阿星慢慢地開始有更多的口語表達能力，也可以自己照顧自己的生活起居，使得阿星的家人可以安心的外出工作。像「非愛不可手作工坊」這一類的單位，就很需要大家的大力支持，讓這一群心智忘記長大的自閉症「大孩子」，有一個陪著他們慢慢長大的復健訓練機構。

有許多類似這樣的「故事」，常常在我們的生命中不小心溜走了。我很不喜歡「說故事」，因為這些都是那些人真真實的辛苦經歷與磨難痕跡。

其實說了，只不過一些文字堆積的劇情，辛苦人家的故事，也許只有曾經辛苦過的人才能夠知道或者體會一二吧！因為這些不是作家筆下編寫的文字，而是我在診間所遇到的「真實人生」。

我常常在問自己，怎麼樣才算是符合大家期待的精神科醫師呢？為什麼屬於自己真實個性那部分的特質，就不是一個符合大家期待的精神科醫師呢？

我們都可能會因為一本小說、一首詩詞、一部電影，就覺得難過、沮喪、快樂、興奮，甚至跟著其中情境的轉折而有起起伏伏的情緒變化。

而每天在我門診裡來來去去的個案，也是來來去去的人生故事，這些可都是比小說、詩詞或電影，都來得更真真切切的真實。

許多的苦、許多的痛、許多的傷，就這樣幾乎很少遮掩地裸露在我的眼前。當他們說完自己的故事，然後像穿衣服一樣，再一件一件地穿回，然後再回到好像什麼事都不曾發生的生活之中。

而在這個情境之中，除了個案當事者描述的內容與情緒，而作為醫師治療者的我，對於治療室當下的這個個案，對於這個真真實實的故事，我又有怎麼樣的感受與情緒呢？

是啊！我就像看一本小說一樣，因為這個活生生的故事內容，而有了滿滿的情緒起伏，而當一個「專業」的精神科醫師，又怎麼可以跟著病人的情緒，而沾染了自己滿滿的情緒呢？這樣又怎樣保持自己的「專業」呢？

是啊！我就是這樣「不專業」的精神科醫師，會因為病人自己的事而難過，當然也同樣會因為病人的事而高興，甚至還有可能很「大粒」的罵病人。

是啊！這就是真真實實的我啊！一個許多人眼中認為不夠「專業」的專業精神科醫師。也因為這些我在精神科診間來來去去的生命故事，讓我更加體會到自己的幸福與幸運。

一百分的定義

昨天，一個不認識的四十多歲女病人來初診，一進診間，她就很客氣的跟我抱歉，說是打擾我寶貴的時間。

我好奇地問她：「有什麼我可以幫忙的地方？」

她沮喪地對我說：「醫生，我可以『抱怨』嗎？抱怨一段不屬於我的人生。」

一開始，她花了五分鐘抱怨台灣的政局不穩、經濟退步、治安不佳；接著，她又花了五分鐘抱怨台東老家的資訊落後、生活環境差、工作薪資低；然後，她又再花五分鐘抱怨父母親重男輕女，不接納她生活健康的安排，不尊重她的意見，只會 order 她，卻不會 order 其他弟弟和妹妹。

我靜靜的聽著她「抱怨」，沒有打斷她的話。於是，她像是終於找到一個出口一樣，又繼續再花五分鐘抱怨，抱怨老天爺不公平的安排，因為她在台灣讀那麼多書，好不容易才有機會能去英國留學，現在卻又得回到台東照顧父母，她完全沒有自己的未來可言。

她沒有停下來的意思，又花了五分鐘繼續抱怨，說她「差一點」就可以拿到英國的居留證，「差一點」就可以在英國真正地生活、工作，並且享受美好的人生，「差一點」就可以在英國過著不一樣的人生，而不是在台灣，在台東。

在她終於說完了一連串的抱怨，以及一連串的「差一點」之後，接著，我與她重新再討論她的抱怨與差一點的故事。

其實，她一直是一個「很乖」的孩子，雖然她已經四十來歲了。但是她從小就非常認真的讀書，認真的考試，一直是大家眼中極為認真向上的好學生；並且認真的上了大學、研究所，也認真地到英國讀博士班。

故事講到這裡，這是多少人羨慕的一百分人生啊！至少在我眼中，她是擁有多麼幸福，多麼好命的人生；至少不用擔心生活上的經濟壓力，而且又有能力一直順利讀書，英國博士班畢業後，她也認真考取英國的執照，也順利在英國就業和工作，又是一段超順利，令人羨慕不已的人生經歷。

然而在台灣，生育她、養育她，又供應她教育資金的父母，讓她得以一直堅持夢想的父母，老了，病了。她很乖，很孝順地放棄了英國的一切美好回來台灣，回來她離開二十多年的台東老家，照顧生病的老父母。故事聽到了這裡，她也真的是善良、孝順的孩子，應該給她一百分的鼓勵，畢竟能夠為了父母，放棄了英國習慣的一切和擁有的一切，並不是一件輕而易舉的事，也並非人人都能夠做到的。

可是當她回到了台東，不小心卻變成了她嘴裡所說的，人生所有痛苦的開始。她覺得父母重男輕女，無法聽從或配合她的建議或改變，一連串她口中所形容的：

痛苦、憤怒、不公平、遺憾……這些「負面」的形容詞一直如影隨形，跟著她接著開始的人生。

她覺得她美好的人生快要被瓦解、摧毀、毀滅，她負面地聽不下任何討論與建議，我只能讓她好好地宣洩，好好地抱怨，好好地哭泣。我只能「暫時地」支持她、認同她、鼓勵她，不過我想，她還是一個善良孝順的孩子，只是沒適應這突然改變的一切。

她問我，從醫學中心回來「落後」的台東工作生活，我會不會後悔？

我跟她說，當然會有「後悔」的遺憾啊！當年父親突然去世，因為捨不得母親一個人，為了阿母回來台東工作，當然打亂了許多原本的生活規畫，當然少了許多發展的機會，當然沒了許多人生的夢想，也當然會有許多、許多的遺憾。

但是回到了台東服務，陪著阿母，守著老家，也照顧著老家的病友們，卻多了許多、許多我之前不曾思量的收穫與滿足。

在我眼中，她是一個善良又心軟的孩子，同時也是個幸運的孩子，前半段過著幸福、美好的「一百分人生」，或許她是暫時回台東照顧父母，也或許和我一樣，不小心就一直留在台東繼續照顧父母。

但是在人生中，什麼是成功的定義？幸福的定義？以及一百分的定義？人生時時有挫折、遺憾、後悔，但是如果把人生的時間軸拉長來看，或許就不是只有挫折、遺憾與後悔，更或許是你意想不到的收穫與幸福。就像我總誠實地說，選擇回來台東，多少有許多無解的遺憾，卻也多了許多、許多意外的幸福與美好。

我很想告訴她：「台東應該沒有很差喔！因為我在台東，我一直很幸福！」祝福她，這位來初診的女病人，希望有一天也能找到屬於她生命的幸福與美好！

美麗的憂愁與傷痕

美麗，是一個四十來歲的中年女子，人如其名，她的外表就像她的名字一樣美麗，但是她自己卻很不喜歡這個聽起來太過直接的名字，說這樣聽起來感覺有點俗氣。

十年來的門診治療，我看著她從一個花樣年華的年輕小姐，慢慢地轉變成為現在的成熟婦人，從未婚、已婚的階段，後來又經歷了和先生兩個人分居和離婚，再到現在，只剩下她自己一個人獨自的生活著。

每一段她的生命故事，和她生命中的每一道傷痕，長久以來，就像是她極為親近的好朋友，一直默默地陪伴著她，也好像是她的家人一般，無法輕易地從她的生命中分割開來。而她，也一直如同她的名字一樣，依舊美麗如昔，一如從前，只有歲月靜靜地流逝，彷彿時間不曾在她身上留下痕跡……

當初年輕未婚的她，美麗、青春、漂亮、多金，而她的愛情故事就像許多電影中的女主角一樣，年輕富有的千金小姐卻愛上了一個一文不名的窮小子，不過聽說這個窮小子卻是一個年輕帥氣的大帥哥，自然而然也吸引了年輕的美麗愛上他。美麗供著這個年輕帥哥揮霍不盡的金錢，也供著他每天做著不一樣的夢想；而他則是供著美麗夢想中的美好愛情，也供著她要攜手相伴，共度一生的浪漫童話故事。

只是令人遺憾的，童話故事的浪漫章節，似乎只有被遺留在故事裡的美麗一個人而已，而浪漫又帥氣的他，最後卻毅然決然地要離開美麗，再去尋找下一個生命中的「美麗」，尋找下一段不一樣的愛情，無論美麗如何拚命地挽回，都留不住年輕帥哥的人，也留不住他的心。

而我和美麗認識的開始，則是在一次急診中突兀的會診治療，她胸膛前的斑斑血漬就像她那顆已經破碎不堪的心一樣，一直汩汩滲著無助和絕望的淚水，也代表著她滿滿的絕望與無奈。經過了好久好久好久的治療，好不容易，美麗才慢慢地好起來，也慢慢地拼回了她破碎的一顆心。

生命的故事，生命的轉折，是挫折，是墮落，是毀滅，是省思，是再造，是重生。

後來經由家裡的安排，美麗嫁給了一個「門當戶對」的北部富家少爺，繼續過著她爸爸規畫的有錢人家的生活，也因為她嫁到台北成為一個豪門媳婦，過著貴婦般的豪奢日子，而她也自此中斷了三年的門診治療，我也有三年的時間不曾再見過美麗了。

沒想到，三年之後，當她再次又回來我的門診中，全身上下的名牌散發出一股難以言喻的貴氣，還是像以前那個全身行頭價值超過兩、三百萬的美麗，只是，她還是一樣的心碎，還是一樣帶著一身的感情傷痕而來。

美麗她告訴我，在她結婚之後的種種故事，雖然她擁有令人羨慕的豪門生活，日子過得奢華又糜爛，儘管在物質上不虞匱乏，但是她心裡卻有著說不盡的空虛和痛苦。因為她那個多金又富有的老公，在他們結婚沒多久就有了小三，他們夫妻之間也開始出現一次次的吵架和爭執，甚至有時候，也會有暴力相對的情況發生。

不久之後，美麗的老公又有了小四、小五、小六……，每一次，當她哭泣的說著富老公與窮小子的無情，哭泣的說著自己的遭遇與不幸，為自己曾經擁有，最後卻逝去的愛情夢想，悲傷無助的哭泣和埋怨。

我看到一個內心充滿著怨與恨的靈魂，舔著她那沮喪、憂愁的傷痕，而我又陪伴她好久好久好久的時間，同樣也是花了好長、好長的時間來治療她那顆破碎不堪的心，才能夠讓她暫時的，稍稍忘記那些過去生命中的情感傷痕。

美麗，一直是一朵美麗的花朵，鑽石的土壤，紅寶的肥料，黃金的花盆，嬌滴滴地培養在最昂貴的百坪溫室裡。可惜，沒了最平凡無奇的水，再珍貴不過的花朵，也是枯萎死亡，但也別忘了，太多的水源灌溉，花朵的根莖可是會腐爛，不足的水源滋潤，美麗的花朵也不會綻放。

美麗，她總是埋怨著過去的那個美麗，她也總是羨慕著別人，能夠擁有的平凡家庭的幸福。她總是希望自己能夠像長在路邊，迎風搖曳的扶桑花，可以是堅強的籬笆，可以綻放美麗地守候著自己的家園，可以隨意插枝就活，可以隨時開著花，也可以隨時燦爛著美麗。

美麗，她還是一如她的名字，一直一直一直美麗。

只是經過歲月流逝，美麗人生中的埋怨也漸漸變多了，似乎什麼也都不美麗了

CHAPTER

2

醫病之間

寒風中的溫暖真心

最近的心情有一點點疲累，也有一些些失落。

結果今天一大早才剛來上班，就發生了一件讓我超級無敵感動的事。

台東最近這些日子，總是一直下著雨，從醫院走廊的窗戶往外看，放眼視線所及之處，整個天空都是灰濛濛、霧茫茫的一片，路上的行人更是寥寥無幾。想當然爾，大家一定都在家裡躲雨避寒吧！因為天氣實在有夠「冷ㄍㄧㄍㄧ」，即使穿了件厚實保暖的外套，依然也抵擋不了二月時節細雨紛飛、春寒料峭的那股冰冷寒意。

八十多歲的阿公一大早起床，就急急忙忙的趕去田裡，專程採收最新鮮的玉米，然後一個人獨自騎著老舊的野狼機車，頂著寒風，穿著雨衣，在天寒地凍中淋了一個多小時的雨，特別跑來台東市區，專程到醫院裡找我。

當我摸到阿公的手，完全是濕漉漉、冷冰冰的，但是當我看到阿公臉上那種期待已久和開心不已的表情，讓我心裡既是感動，又是一陣不捨啊！有一股難以言喻的暖意正緩緩地在我心中蔓延開來，可是我的鼻子怎麼有點酸酸的……

阿公說：「這個是自己種的，沒花什麼錢。因為很久沒有看到我的老朋友了，所以拿了一點自己種的玉米，送給我的老朋友楊醫師。」

感謝阿公，我的老朋友！人生如此，夫復何求啊！

看到阿公拿著一大袋新鮮玉米的時候，說真的，我超級感動的。尤其是摸到阿公濕濕冷冷的雙手，我真的是非常非常捨不得啊！

阿公用有一點害羞，又有一點靦腆的語氣告訴我：「新的一年來了，一直沒有時間來看看我的老朋友楊醫師，所以我一定要來給你看一看，讓你知道我還是很健康的，這樣，你才不會擔心我這個老人家。」

「而且這個是特別為了你而種的玉米喔！我想說等元宵節熱鬧完，再來看看我的少年朋友。所以昨天我就在玉米田裡來回巡了好多次，今天早上天才剛亮，吃完早餐，我就趕緊去田裡摘玉米了。因為清晨這個時候摘的玉米，口感才比較甜，不會太粗皮。」

我強忍住心中的感動與酸楚，不捨的跟阿公說：「阿公，現在外面還在下雨呢！你幹嘛那麼『功夫』，還專程拿玉米來給我，萬一你感冒了怎麼辦，我會擔心呢！你以後等天氣好的時候再出門啦！好不好？這樣我才不會擔心你。」

阿公拍拍胸脯，向我保證似的說：「這只是小雨啦！根本不算什麼，楊醫師你不要擔心，不用煩惱啦！因為我如果不趕快把玉米拿過來給你，我的一顆心會一直掛著，會一直想你呢！」

「而且我的老伴一定會半夜跑來拉我的腳罵我，怎麼沒有拿最新鮮的玉米給我的醫生呢？」

一邊聽著阿公慢慢說著，我和阿公、阿嬤以前發生過的許許多多故事，似乎同時也在療癒著我最近有點受傷的心情。

謝謝阿公給我那麼溫暖的支持力量，讓我可以繼續相信人性本善的美好。也很感謝你的關心與鼓勵，讓我得以掃除了這陣子以來，那灰濛濛的低氣壓，更感動於你的分享，我會繼續努力照顧更多需要幫助的病人。

三不五時收到門診阿公阿嬤的青菜水果，對於許多人而言，真的不是什麼價值珍貴的禮物；可是對於我而言，真的是份真心無價的珍寶。

老人家說，如果是「送」其他人，還要擔心會不會失禮，會不會被別人嫌棄呢！因為把我當成是自己家的人，家裡有的啊！當然第一個想到像家人一樣的我，沒有什麼特別理由與目的，就是單純地想與我分享。

是啊！謝謝這些阿公阿嬤對我的疼惜，謝謝老人家把我當成像家人一樣的感覺！也許將來這也是我生命中美好的回憶之一吧！

拿到阿公送我的這一大袋新鮮現採玉米，原本立即想與門診姊妹們分享的。結果，門診姊姊竟然非常感性的跟我說：「楊醫師，我們這些姊妹們跟著醫師的門診，什麼有的沒的都嘛看過。有些高級禮盒，只要有錢，就可以買得到的。」

「可是阿公送你的這袋玉米，這個是用『真心』去種出來的啦！今天在門診，我有幸可以遇到阿公，我也是跟你一樣，心裡都是滿滿的感動啊！你應該要把這袋玉米拿回家，和你的媽媽、太太、小孩分享。讓他們知道你每天在工作上，所感受到這些滿滿的愛與祝福，這些不是世俗的『扣扣』可以買到的，都是病人和家屬們對你的一片『真心』啊！」

是啊！這話說得真好。千金易得，真心無價啊！而這溫暖的「真心」，更持續溫暖了我一整天，趕走了雨天所帶來的寒意。

當我下班後，帶著一大袋阿公特別送來給我的「真心玉米」回家時，楊媽媽看到玉米很感動的跟我說：「下雨天，而且天氣又那麼冷，叫阿公騎車要注意安全啦！而且我們每次都拿阿公種的東西，真的很不好意思耶！換我來找看看，該送什麼禮物給阿公比較好呢？」

是啊！我也應該來幫忙一起想想，該送什麼樣的禮物，才能夠回報阿公對我付出的「誠意」和「真心」呢？

阿珠阿嬤的眼淚

有一天在看診時，阿珠阿嬤突然慌慌張張的出現在醫院門診室外面，而且還來來回回的敲了好多次我診療室的門，雖然門診姊姊已經出面安撫她很多次了，但似乎效果不彰。阿嬤仍是一樣的狀態，不停地哭著，也持續地敲門，堅持一定要見到我一面才行。

在情非得已的狀況下，門診姊姊實在無奈，只好跟我說：「楊醫師，阿嬤今天沒有掛號，可是她人在外面一直哭，一直敲門說要找你。不過阿嬤不肯跟我說明到底是什麼原因，只是不停的哭，不斷重複說：『只有我的楊醫師才會幫我……只有我的楊醫師才會幫我……』。依我看，阿嬤今天如果沒有看到你，她的眼睛應該會哭壞喔！」

聽到門診姊姊敘述的這些狀況，我只好趕緊先中斷門診，讓下一位病患稍等，然後請阿珠阿嬤進來診間坐坐，一方面安慰她，順便也了解一下詳細的情形。

卻沒料到，阿珠阿嬤才剛剛進入診間，一看到我，她竟然失控哭得更大聲、更淒慘了。我和門診姊姊面面相覷，不曉得到底發生了什麼事，竟讓阿嬤哭得這麼傷心和難過。

貼心的門診姊姊趕緊遞來幾張面紙，讓阿嬤擦一下眼淚，好讓她的情緒能穩定一些，才能好好的告訴我們到底發生了什麼事，我們該怎麼做才能夠幫忙她。

只見阿珠阿嬤的淚水依然止不住，稀裡嘩啦地往下流，情緒激動地說：「楊醫師，怎麼辦啊？我尤坐救護車來醫院住院了，醫師和小姐說得好複雜，我一個老人家什麼都聽不懂啊……」

「我尤會不會很嚴重？他會不會……死掉呢？我還有我們……到底應該怎麼

辦才好啊？」

「如果他死了，以後我一個人要怎麼生活呢……我到底該麼辦才好？楊醫師，我實在找不到人幫忙我，只有我的楊醫師才會願意幫忙我們兩個沒人要的老人……只有我的楊醫師才會幫我……只有你才能幫我……」

阿嬤似乎是被這突如其來的狀況嚇到了，整個人顯得有些激動，有些慌亂，有些不知所措。

我一邊安撫著阿珠阿嬤的情緒，一邊趕快上醫院電腦系統查詢阿公目前的狀況，看到檢查報告大致的情形都還可以，身體情況也算穩定，也是先安了我自己的心。

我安慰著阿珠阿嬤說：「阿嬤，妳不要太擔心啦！我看醫院的檢查報告，沒有什麼大問題，等到過一段時間，抗生素治療結束後，你們應該就可以回家了啦！妳陪阿公住院的時候，要照顧好自己的身體。醫院裡面有冷氣，妳要穿多一點衣服，千萬不要感冒了。」

「至於阿公住院的費用，基本上，政府都有補助，健保會出啦！如果妳在醫療費用方面有任何困難，可以找醫院的社工協助，如果他們沒有辦法補助你們，妳再來找我，到時候，我再來處理就好。所以妳要盡量放寬心啦！不要太緊張，也不用煩惱。」

「我會找時間去看看阿公的情況，妳自己也要記得多吃一點點，如果我去看阿公的時候，發現妳變瘦了，我會生氣喔！」

阿珠阿嬤聽到我的解釋，才如釋重負的放下緊繃的情緒，擦著淚水說：「我就知道，只有我的楊醫師會幫我。我會乖乖吃胖一點，這樣，才不會讓楊醫師擔心，這樣，我才有體力照顧我尢。以後，再繼續麻煩楊醫師照顧我們兩個沒人要的老人。」

「楊醫師，真多謝你！幸好有你在，不然我一個老人家實在不知道還能找誰幫忙我們……」

在她離開診間前，阿珠阿嬤不停地向我們鞠躬道謝，也頻頻地回頭看著我和門診姊姊說：「剛才金歹勢啦！我太緊張了才會這樣一直敲門，吵到你們工作和耽誤大家，實在對不住啊！金歹勢啦！歹勢！」

看到阿珠阿嬤離開時的佝僂身形和孤寂背影，我的心頭，又開始酸酸的……兩個老人家前些年唯一的孩子走了，媳婦後來也有了自己的新生活，漸漸的，和兩個老人家也沒有什麼連絡了。只有一間老房子裡的兩個七十多歲老人家，每個月靠著政府補助的老人年金，在這裡彼此陪伴，互相照顧，相依為命。

難怪這次阿公突然生病住院了，阿珠阿嬤緊張的像天塌下來一樣的無助與焦急。可以想見，如今這世上只剩下她和阿公兩個人相依相伴，如果阿公真的有什麼萬一，阿珠阿嬤一個人會有多害怕，多恐懼。

阿珠阿嬤，不要擔心！照顧阿公的時候，也要乖乖的照顧好自己喔！就像妳說的：「不可以讓楊醫師擔心喔！」

許多事情啊！知道太多，了解太多了，真的，就不知道要怎麼放下啊！

珍惜幸福，分享幸福

上個星期門診時，有一個阿公在看完診之後，有些遲疑，又像是無法忍住積壓許久的疑惑，鼓起勇氣跟我說：「楊醫師，我看你診間裡面有放一些米，我經常看到，有的人來看完病之後都可以拿米，那我生病那麼多年了，也常常來這裡給你看病，你為什麼都沒有給我米呢？」

我客客氣氣，語調平緩地跟阿公說：「阿公，這些米是許多人的愛心喔！大家是要與生活辛苦的低收入病患分享的，這些米不是拿來做公關的啦！」

「我們捐助的對象是『慢性精神病患者』，他們是我的老朋友，都屬於『低收入戶』或『近貧戶』。也許因為『精神疾病』造成貧困；也許因為『家庭因素』

造成貧窮；也許，貧窮和疾病混雜，造成了他們的複雜人生。」

「他們都屬於大家容易忽略的一群『弱勢』的人，他們表面上雖然看起來都是好手好腳，跟我們一般人差不多，但是卻因為『精神疾病』躲在家裡而無法工作。」

阿公似乎有點明白了我的意思，於是態度變軟，語氣有些轉弱的開口說：「可是……我也生病了很久啊！日子……也是過得有點『辛苦』的人啊！」

「這樣不能算是……『弱勢』的人嗎？」

於是，我只好耐心地再向阿公詳細解釋：「阿公，我當然知道你生病那麼多年了，我也知道你生活上許多辛苦的故事。不過，和他們這些真正可憐的人比起來，阿公你其實還是很幸福的。」

阿公有些不可置信，好像很驚訝我竟然會說出這樣的話，不只睜大了眼睛看著我，連音調都提高了一些些：「真的嗎？楊醫師，你有沒有說錯？像我這種年紀這麼大的老人家，又一直生病，還得經常三天兩頭跑醫院的人，這樣也能算是幸福的人嗎？」

「阿公，你想想看，你的孩子們都有很好的工作，收入也是可以過得去；你的戶頭裡雖然錢不算多，但是最起碼還存有一些錢，生活沒有太大的困難；你住的房子雖然舊了一些，不過至少還是自己的；你的身體雖然沒有年輕時候那麼好，也有很多病痛，但是你還可以自己出門，自己來醫院看病。阿公，你真的還是滿幸福的啦！」

「可是世界上還是有一群生活很辛苦的人家，有些人我們知道，看得出來，有些辛苦人家，沒有什麼人知道，沒有人幫忙。人生就是這樣啊！比上不足，比下有餘。我們當然沒有郭董那麼『好野』，那麼多錢，至少我們的基本生活，還過得去。」

「很可惜我不是大大的基金會，沒有能力『長期』一直資助他們生活所需，只能在門診及社區醫療時多一點點關心與協助，像棉被和外套這些物資其實也只是一個溫暖祝福的小禮物，長期政府的『社福資源』才是長久方法。」

「至於這些白米就是來自一群有愛心的人所分享的，不過，由於資源是有限的，所以我們優先和低收入的病患分享。其實說真的，就只是藉由幾包白米，與大家分享許多人的愛心啊！阿公如果你真的生活上有需要，那麼下一次我有多的資源再與你分享，你說這樣好不好？」

阿公點點頭，接著又立刻搖頭，用手擺了擺表示「不用」，心情似乎開朗了許多。

「不過，我覺得我們要很感謝老天爺保佑，保佑我們生活上沒有那麼的辛苦，我們要一直祝福自己，祝福自己一直被老天爺保佑著，我們也要一直看到自己擁有的幸福，這樣才能一直幸福下去喔！」

聽完我說的這些話，阿公認同的表示：「是啊！真的要感謝老天爺保佑，跟他們這些真正辛苦的人比起來，其實我還是算過得不錯，要知足了。」

後來，阿公總算笑咪咪的離開了我的診間，還順便預約了下一次的回診時間。門診姊姊說：「沒想到，看這個阿公穿那麼好，還想拿米。楊醫師，你真的很有耐心呢……還跟他解釋這麼多。」

我開玩笑說：「其實最初一開始，我經常聽到病人說這樣的話，也是會覺得很不舒服。」

「後來我再想，就換個角度，換個方式，好好地跟阿公這樣提出拿米要求的病人說看看啊……可以讓阿公看到自己擁有的幸福，也是一個治療的契機啊！因為我們總是比較容易羨慕別人的幸福，卻不珍惜自己一直擁有的幸福啊！」

學習珍惜自己的幸福，也學習與大家分享自己的幸福。

阿龍的「老大」

阿龍，是一個已經認識十多年的老朋友了。

最早的時候，是由阿龍的爸爸、媽媽陪著阿龍一起來看我的門診。

後來，老媽媽走了，就剩下爸爸陪著阿龍來我的門診。這兩三年，老爸爸生病了，結果換成阿龍帶著老爸爸去醫院看病、住院、治療。

去年，老爸爸走了，就變成了阿龍自己一個人來看我的門診。

整個過程，好像如文字描述的那樣簡單，但其實這十多年來的日子，就真的不只那麼簡簡單單的幾行字可以訴說得完。

雖然，我沒有陪伴阿龍爸爸直到最後一刻時間，不過，我一直清楚知道，阿龍爸爸隱藏在心中的擔心與憂慮。我想，他應該和比較早走的阿龍媽媽一樣的擔憂著：

「阿龍，會不會自己照顧好自己呢？」

「阿龍，會不會自己乖乖吃藥、看門診呢？」

「阿龍，如果生病了，誰會幫助他呢？」

而這些所有放不下的擔憂啊！都是每一個精神病患者的父母一輩子放在心中最深，同時也是最放不下的牽掛了。

不過，提到阿龍這些年來代替媽媽照顧爸爸的日子，我實在不得不說：「阿龍真的是我所照顧過的患者中，最有成就感的個案之一了。」

這星期，阿龍還是有乖乖的回來我的門診。我看到阿龍時，拿著感恩辦桌菜的報名表給他，跟他說：「阿龍，你之前為了照顧爸爸，已經一年沒有參加楊醫師辦的活動了。去年，我還一直邀請你和爸爸來參加活動，結果你說爸爸的身體太虛弱了，不方便參加。」

「幸好之前爸爸還有和我們一起去吃牛排、看電影，我還記得，爸爸牽我的手走路去吃牛排，因為爸爸說我是他的老朋友了。現在的我，每次看到和爸爸一起拍的照片，我自己都覺得很感動、很溫馨啊！總之結論就是，阿龍，你快點寫報名表啦！」

天性活潑開朗，而且也很愛開玩笑的阿龍回答我：「爸爸，他太『短命』了啦！應該再跟楊醫師吃十次牛排，這樣才活得『夠本』啊！真的實在太可惜了。等到辦桌活動那天，我再跟爸爸上香問一下，看他要不要跟著我的機車『飄』著來參加。這樣，楊醫師你應該會被爸爸嚇一大跳吧！」

我也開玩笑地回敬他說：「我才不會嚇一大跳啦！爸爸跟我可是好朋友呢！之前他住院我去看他，他不吃藥、不吃飯、不做檢查，還是我一個一個跟他解釋，他才乖乖聽話配合的。」

「而且他還跟護士小姐說，我是他認識十多年的老朋友了。每次我只要去看你和爸爸，爸爸就立刻把家裡有的各種『山珍海味』全送給我，像是爸爸種的木瓜、南瓜啊！海邊採的海菜、海帶啊！反正只要家裡有的，能找得到的，全部都會搬到我的車上，所以，我和爸爸是十多年的老朋友了，又怎麼可能會嚇一跳呢？」

結果，阿龍突然紅著眼睛跟我說：「楊醫師，你知道嗎？爸爸還在的時候一直跟我說，他活著的時候，爸爸最大，所以我什麼事都要聽爸爸的話。爸爸還跟我說，如果有一天他不在了，就變成了楊醫師最大了，爸爸叫我以後如果有遇到什麼不會的問題與事情，全部都可以找楊醫師討論，楊醫師最大，所以我什麼事都要聽楊醫師的話……」

「楊醫師，爸爸走了之後，我都有認真聽爸爸的話喔！我每天有乖乖的按照爸爸的規定，整理好家中的環境，而且我也有努力去打零工賺錢喔！現在，你叫我去吃辦桌，我當然一定要去參加，不然我晚上睡覺的時候，爸爸應該會生氣地『拉』我的腳，因為楊醫師，以後你就是我的『老大』了啊！」

一邊聽著阿龍叫著我「老大」的時候，同時我也回想著，那天和阿龍還有阿龍爸爸一起去吃牛排的情形，以及阿龍爸爸牽著我的手的記憶。

是啊！我和阿龍爸爸是認識十多年的老朋友了，謝謝阿龍爸爸這些年對我的疼惜和信任，也謝謝阿龍把我當成了自家人的「老大」，分享著他生活中的喜怒哀樂與點點滴滴。而這十多年陪伴他們一家人的時間，說長不長，說短不短，就這樣像我們日常生活中水龍頭裡面的水一樣，靜靜地流了過去，悄無聲息。

我想，如果阿龍不嫌棄我的話，我應該還會繼續當阿龍的「老大」，我應該還會繼續照顧可愛的阿龍吧！

我想這樣的方式，應該也是阿龍爸爸最放心的安排吧！

浪子回頭的努力

阿德，一個二十多歲的年輕人。

以前的他，真的是警察局的VIP，完全不用介紹警察局的地理環境，因為熟悉的像走自己家「灶腳」一樣。

因為一次的情傷，「不小心」多吃了一大把的藥物被送來急診，而他就這樣被「請」到精神科病房住院治療，也因此開始了我和他治療的因緣了。

阿德小學一、二年級的時候，爸爸媽媽就不在了。他和弟弟，由阿嬤一個人帶大的。

我記得那一天阿德來急診的時候，只有頭髮全白的阿嬤在病床旁顧著他，不知道是不是阿嬤顧一個晚上沒有休息，還是擔心多了哭了太久，阿嬤的眼睛，好紅、好腫喔！一種又滄桑、又無奈、又沮喪、又擔憂的眼神，看得我，好捨不得老人家啊……

那一天，我陪著阿嬤哭了好久好久。阿嬤說，原本她以為她可以退休過好日子了，結果為了自己的兩個孫子，只好繼續拚老命，繼續努力工作賺錢。她一個老阿嬤帶著兩個沒有爸媽的孫子，她整天只知道要趁著還有體力的時候，不停地努力工作賺錢。

結果阿德上了國中之後，認識了壞朋友，開始學壞。國中畢業之後，阿嬤就管不住他了，回來了就像是「撿」回了一個孩子；沒有回家更像是「丟」了一個孩子似的。

我不知道怎麼安慰眼前這個心碎的老人家，只好陪著她一邊說一邊哭吧！我必須先承認一件事情，因為捨不得阿嬤，所以我特別花了一番功夫，才好不容易

「說服」阿德去住院治療。

在阿德住院治療的過程中，我發現一個「有趣」的現象，不知道為什麼，阿德他非常非常非常「怕」我。每一天我查房的時候，他的頭都低低的，甚至連抬頭看我都不大敢；每一次我跟他講話的時候，他都乖乖地像小學生一樣立正站好。

其實說真的，如果我不認識阿德，如果我在路上遇到刺龍刺鳳，刺狠狠的阿德，應該是我比較怕他才是吧！怎知他就是一個完完全全的「怕」我。

阿德身體狀況恢復之後辦了出院，其實大家一直認為，阿德不會再回來我的門診，畢竟一個自由自在，沒有人管得住的成年人，如果他不想要回診，誰又能叫得動呢？

結果，很神奇的事情發生了，阿德他竟然乖乖地按照預約時間回門診，而且乖乖聽話和阿嬤一起在候診區等待。

那一次看診的時間，阿嬤的淚水就浠瀝嘩啦地流下，說著她拚著老命工作的辛苦，說著她每天守著大門等阿德回家的無奈，說著她三不五時去警局、法院接他的沮喪，說著她如果沒有呼吸心跳了，阿德和弟弟不知道會不會照顧自己。

阿德低著頭，完全不敢看我，擔心我又要很「大粒」的罵他了。結果，我只是緩緩地跟阿德說：「阿嬤，她真的老了，八十多歲的老人家，還能活多久呢？阿嬤每天像瘋婆子一樣地擔心東擔心西，甚至擔心自己死了，沒有人煮飯給你們吃。」

「你被送來急診的那一個晚上，一個八十多歲，頭髮全白的老阿嬤，顧著一個原本應該青春洋溢的少年郎，結果卻是病氣沉沉地躺在急診病床上，這是一個多麼殘忍的畫面啊！阿德啊！你什麼時候才會長大呢？真的不要再用這麼殘忍的方式，來虐待辛苦照顧你長大的阿嬤啊……」

阿德的頭，壓得更低了，我也偷偷聽到阿德在哭的聲音，後來我請阿嬤先到診間外面。

我記得那一天，我沒有多說什麼，就靜靜地陪著阿德收拾他的心情，後來，很神奇的，每一次阿德都有乖乖跟著阿嬤一起來我的門診。而且聽阿嬤說，阿德也慢慢地沒有去做那些「奇怪」的工作，也沒有去做一些比較「不合法」的工作。

對於阿嬤而言，相對也是少了被叫去警察局的擔憂，每一次阿德回我的門診，阿嬤總是會抱怨說阿德又退步了。

我也總是當著阿德的面說：「阿德，就是很努力地進步三分，可是也不小心又退步了兩分。不過，來來去去也是有進步一分啦！阿嬤，不能只看到退步的那一部分，要提醒自己看到他一直進步的努力。」

阿嬤笑著說：「全世界大概只剩下楊醫師有看到阿德的優點吧！大概應該也只有楊醫師還會說阿德的好話，難怪阿德會那麼『怕』楊醫師，也是那樣的『服』楊醫師。」

「這幾次看診的時候，一大早他就準備好，等著我一起來看診。九點一開診，就在診間外乖乖等著，我跟他說，我們五、六十號，快中午來就可以了，才不會等那麼久，可是他就是擔心，萬一太晚報到，楊醫師先離開診間就慘了。」

我也開玩笑跟阿嬤說：「阿德是惡馬惡人騎啦……阿德剛剛好遇到我這個『壞人』來治他。不過，阿嬤，阿德真的進步很多很多喔！以前的阿德，是走不對路的壞小孩，現在的阿德，都有乖乖腳踏實地工作，只是台東真的真的不好找工作，有時候他也不是故意待在家裡不工作的，我想妳也一定對阿德要有信心喔！」

結果，阿德立馬有點小破功的回說：「對啊！阿嬤要跟楊醫師一樣，要對我有多一點的信心啦！不要這樣，每天一直一直的『唸』我，唸得我好像什麼事都成不了氣候的樣子。」

當然，阿德立即又被我「大粒」的唸了一下：「怎麼可以這樣沒有禮貌跟阿嬤說話呢？真的是……欠教訓呢！下次如果還是這樣，你就會被我捏死……」阿德立馬像消了風的氣球，乖乖地聽我「大粒」的訓話。

後來阿德他們離開診間之後，門診姊姊說：「楊醫師，你真的是『不怕死』，阿德這個刺龍刺鳳，大家看了害怕的傢伙，竟然乖乖聽你『大粒』的訓話，你真的是不怕死……」

我笑笑地跟姊姊說：「因為與阿德、阿德阿嬤關係建立夠深，捨不得晚年那麼辛苦的阿嬤，捨不得沒有父母不小心走偏的阿德，我唸阿德的那些話啊……其實跟阿嬤唸阿德的，又有什麼差別呢？只是換一個角色和方式而已。」

「阿德怎麼可能不知道阿嬤對他的擔憂呢？只是現在，借我的嘴巴把阿嬤的擔憂，一個一個說出來。當然，再多加一點點對阿德的信心，我想，慢慢來，阿德一定會有大大的改變。這樣，如果有一天阿嬤走了，她也才能放下對孫子的擔心啊！」

其實我們常常認為這個社會是「冷漠」的，如果可能，如果可以，大家三不五時「順手」比本分再多做一點點，那這個大家所謂的冷漠社會，也就會這樣每天進步一點點，才會這樣每天溫暖一些些。

就像我看到了阿德，如果不順手「拉」他一下，我想……我應該也會不舒服吧！反正我只是花口水，多「唸」一下阿德，其實我也沒有什麼損失。做久了，就會習慣啦……

海綿寶寶的剋星

阿新，我認識他的時候，那一年，他才十八歲。

一個年輕的孩子，因為高亢又混亂的精神狀態，被媽媽和瘦弱的爸爸送來我的門診。我記得那時候的阿新，總是說自己是「海綿寶寶」，就這樣，病房裡大家就開始叫阿新為「海綿寶寶」。

那時候的「海綿寶寶」住了有一些時間，才好不容易「變」回了青春的阿新。而之後的門診治療時間，我好像都只有看到阿新媽媽，至於瘦弱的阿新爸爸就一直沒有出現了。

我在門診陪伴阿新從十八歲到了二十八歲的時間，阿新也算是一個聽話又幸運的個案，這十個年頭也就這樣平平穩穩地過了。

兩年前的母親節，我邀請阿新和阿新媽媽一起聚餐，活動前幾天阿新媽媽還答應要帶爸爸一起來。我記得那一天的早上，同事打電話一直連絡不上阿新媽媽，我擔心了好久好久。

後來我才知道，阿新爸爸在活動前一天晚上，走了……

我記得阿新媽媽後來回門診一直跟我說抱歉，我一直記得阿新媽媽說：「阿新爸爸走了，也好啦……不然這些年，他生病得也太辛苦了，走了，就不用再受這些身體的痛苦了。只是他到了闔眼的最後一刻，他還是擔心這個生病的孩子啊！還是爸爸比較『好命』，早一點走，他就可以不用再擔心了。」

我記得那時候的我，沒有多說什麼，因為對於一個「心碎」的人而言，說什麼都是沒有什麼意義的了……就這樣靜靜地聽阿新媽媽說阿新爸爸的故事，也是補齊了阿新爸爸沒有出現在門診的原因了。

而最近這兩、三年的阿新，沒有了以前的聽話與幸運了，三不五時就呈現高亢又混亂的精神狀態；三不五時又「喔伊喔伊」的被救護車強制送來急診，阿新也在我的精神科急性病房住了好多回。

今天阿新回到了我的門診，他又開始沒有乖乖聽話照時間吃藥了，甚至在診間外跟媽媽說話有一點「大小聲」。少了阿新爸爸的阿新和阿新媽媽，這些年，他們真的過得有點「辛苦」。

尤其我更捨不得一直撐起一個家的阿新媽媽，當一個女人家變成了「媽媽」這個角色，好像就從以前什麼都不會的小女人，變成了什麼都要會的「神力女超人」。阿新媽媽聽說年輕的時候，她是一個做細活的裁縫師，阿新爸爸生病之後，她從零開始學習照顧一片的釋迦園，為了省錢，連扛肥料袋這樣的粗工都是自己來。

以前阿新爸爸還在的時候，阿新多多少少還會怕爸爸，現在爸爸不在家了，阿新真的比較常「大聲」一點跟媽媽講話，就像今天在門診外這樣不小心地「大小聲」一樣。

當然不久之後，阿新就被我「請」進去了我的診間，當然就被我好好「溝通」了一下下喔……提醒阿新生活上應該注意的規矩，提醒他要注意自己講話的口氣和音量，也提醒他注意一直發胖的健康問題。

「大粒」唸完阿新之後，阿新的臉真的是有夠「臭」，當然我還有找一些點好好稱讚、鼓勵阿新一下。就像他還是乖乖跟著媽媽去田裡工作，開車陪著媽媽來市區採買和看病，有乖乖聽話存款，沒有亂花錢。結果阿新立即像孩子拿到糖果一樣開心的感覺，並提醒他要繼續當楊醫師心中的好孩子。

阿新和阿新媽媽離開診間的時候，門診姊姊開玩笑說：「楊醫師，你一定是住在海邊的管理員，哪有醫師還要管那麼多的呢？」

我就這樣淡淡的說：「認識他們一家人也十三、四年了，看到阿新從十八歲孩子到現在過了三十歲，從某個程度來說，真的是陪著他長大啊……以前阿新爸爸在的時候，阿新還有一點『怕』爸爸，會聽爸爸的話；現在阿新爸爸不在了，全世界能讓阿新有一點點『怕』的人，大概只有我，所以我只好當讓阿新討厭的『壞人』了。」

「每一次門診唸阿新，他也是有進步啦！只是進步的速度比較慢，如果我看到阿新這樣對媽媽『大小聲』，叫我什麼都不要做的話，我應該也會受不了，所以遇到了，當然就『順手』唸了阿新啊！」

當然也很感謝阿新和阿新媽媽，謝謝他們可以包容我的「碎碎唸」，而且我相信，下一次阿新一定又會比今天更進步一點點。

人生啊！隨時隨地找可以繼續努力下去的動力，這樣，就可以一直、一直有勇氣走下去！

人生好難

阿和，他是我照顧的年輕孩子。看著阿和努力準備工作，也看著他考上了公務人員，更看著阿和急性發作了好幾回。正常時候的他，我幾乎看不出來他有什麼大缺點，就是太安靜了。

不知道是因為個性的原因，還是因為「生病」的因素，他幾乎沒有什麼朋友，我和阿和討論了很多次，他本來個性就是一個害羞的人，再加上「躁鬱症」的困擾，他就更不知道如何交朋友了。再加上幾次「躁症」發作過程，阿和做了許多大部分人不會做的事，甚至嚴重到傷害自己，也傷害別人。

所以我和阿和總是如此開玩笑說，阿和他正常的時候，安靜地像一隻溫馴的小貓，連跟著別人講話都會害羞低頭，怎麼樣好像都不會生氣似的，可是當阿和「躁症發作」的時候，阿和他可怕的像是會傷人的老虎啊！

結果，阿和常自嘲說：「不是像會傷人的老虎，應該比較像是暴力十足的恐龍。」是啊！幾次阿和「躁症發作」時，都動用到一一九消防人員，甚至還需要警察的人力協助。而這兩年多的時間，阿和也學乖了，乖乖聽話的規則吃藥，甚至也開始參加鐵人運動的訓練。

就像我對阿和的描述，他就是一個讓人十分放心的年輕孩子，在門診的時候，我也鼓勵阿和應該多認識新朋友，甚至更應該試著去交女朋友啊！記得當時聽到我這樣建議的阿和，瞪著眼睛看著我說：「楊醫師，我有查過很多資料，我這個『病』會『遺傳』呢？我怎麼可以去『害』別人呢？」

我開玩笑跟阿和說：「去交女朋友跟生孩子，還有一段很長的距離，如果我們有真誠地告訴對方，對方也完全了解，甚至可以接受你的狀態，那你為什麼不能跟她交往看看呢？你有愛人的盼望，你也有被愛的權利啊！」

而阿和總是開玩笑說：「楊醫師，你比我媽還急呢！比我媽還更像我媽呢！」

去年十月的時候，阿和拉著一位女孩子來看我，我高興地跟他說：「要好好照顧人家喔！也要好好享受談戀愛的幸福！另外，要記得『避孕』喔！」

結果阿和害羞地說：「楊醫師，你真的比我媽還會管我呢！我媽媽是不是有塞紅包給你？不然的話，你怎麼和她一樣的興奮？」

今年七月阿和回我的門診，我看到阿和的健保雲端病歷，他去看了泌尿科門診，沒有什麼特別的診斷，醫師也沒有開藥物治療，因為阿和沒有說，我也就沒有問了。而且阿和都相當穩定，我就如之前三個月的慢性處方簽，這次阿和的門診時間到了，我看到他轉診來我們醫院泌尿科門診，當我再仔細一看阿和的資料，我整個人進入了一個迷茫的狀態，阿和他動了「結紮手術」。

我有點難過地與阿和討論，到底發生什麼事，為什麼他做了這個這麼大的決定？阿和，低著頭，他久久都沒有說話，而時間就好似這樣停止似的，當阿和再開口說話的時候，他的淚水也稀哩嘩啦地掉下來。

雖然阿和他在哭，不過他用一種非常冷靜的方式對我說：「楊醫師，對不起，對不起我沒有與你一起討論，因為我知道，如果我告訴你的話，你一定會用十分力量拜託我不要做結紮手術，這件事我想了好久好久好久，我有跟爸爸媽媽一起討論，我也有跟女朋友一起討論。」

「人生，好難！為什麼老天爺讓我生這個病，當我『躁症發作』的時候，我連我自己都無法照顧我自己，甚至我還可能不小心傷害了家人，那時候『生病』的我真的是太可怕了……我都不知道我的爸爸媽媽，他們已經為了我哭了幾公升的淚水了。」

「如果將來我有小孩的話，如果他也跟我一樣得這個病，我有什麼能力去好好照顧他呢？三不五時我都可能躁症發作，我都需要被別人照顧了，那我怎麼可能可以照顧他呢？如果他幸運沒有得這個病，那他可能會像我的父母一樣，他會是一個很辛苦的人生啊！而我的哥哥他們也有一個孩子了，我也沒有『傳宗接代』這個問題了，結紮後，如果我有結婚，至少我的另一半可能只要照顧我，如果我沒有結婚，那應該也沒有什麼差別吧！」

聽完阿和說的話，我真的也不知道該說什麼。

我只是輕輕地跟他說：「阿和，楊醫師對不起你。對不起！我沒有能力去治癒你的病，才讓你經歷過那些辛苦的日子。而我能做的，就只能這樣在門診陪著你，當你決定做結紮手術的時候，我沒能在那個時候，給你我最大的支持，我知道你一定想了很久很久，我就是太了解你了，你總是什麼事都先想到別人，你也一直都是讓我最放心的病人，人生好難，辛苦你了！如果將來你還有什麼重大的決定，如果可能，如果可以，我希望你願意與我討論分享，否則，我應該又會像今天一樣的難受。」

阿和低著頭，一邊哭一邊說：「楊醫師，不要說對不起啦！你這樣說我又會覺得難過了。你不要擔心，我一直有把你唸我的話都刻在心裡，我會像以前一樣，繼續好好的照顧自己的……」

而當我看著阿和離開診間的背影，我必須誠實說，我的心情是某種程度的沮喪，一個永遠那麼乖、那麼努力的阿和，怎麼會面對那麼殘酷的現實啊！

今天的我，情緒似乎多了一點，只是人生啊……好難。

慢慢長大的阿得

今年年初，阿得有點害羞，有點驕傲地來我的診間，他指著門外的那位女孩子，靦腆地說：「楊醫師，那是我的女朋友啦！」我立馬開始跟他複習「健康教育」，而且慎重地「警告」他，不要太早當爸爸喔……

結果他仰著頭跟我說：「楊醫師，你已經教到我都會背了，我們是『純純』的愛情，楊醫師，你很邪惡呢！如果我真的『中獎』，我應該也會第一個告訴你來救我的啦！」

我半開玩笑地說：「人家如果大肚子了，我要怎麼救你？現在把『小鳥』綁起來應該比較安全，還是『斬草除根』最最安全？不過，開玩笑歸開玩笑，保險套就是不可以省喔！如果、如果、如果真的『中獎』了，那就早一點跟媽媽和我一起商量。」

阿得又開玩笑說：「我就知道楊醫師一定最罩我了！」

看到阿得像以前一樣又「飛」出了診間，阿得，他真的「慢慢」地長大了，從頑皮的小男生到現在青春洋溢的大男孩。從某個程度來說，謝謝他對於我的信任，我才有機會能繼續陪伴他，否則青春期的大男孩，應該什麼都約束不了他們吧！

上個月，阿得媽媽到我的門診，偷偷告訴我，阿得失戀了。媽媽很緊張地跟我說：「楊醫師，你要跟我保證，絕對不可以告訴阿得，否則我會被他罵死的……」

我安撫著阿得媽媽的情緒說：「年輕人的交往與失戀，都是生命中必須學習的功課，我們以前不是也這樣走過來的人生嗎？只要阿得沒有傷害自己的行為發生，其他的我們就在旁邊默默觀察吧！人生總會有跌倒的時候，然後就要自己站起來啊！這樣他才會慢慢長大，慢慢成熟啊！失戀的過程，一定會有心情不好的時候，只要不要太誇張，我們就觀察吧！」

後來媽媽才放心地說：「沒關係，阿得如果不乖的話，楊醫師會幫我把他的耳朵捏下來。反正以前什麼都遇到過了，關關難過，關關過，阿得都有乖乖聽楊醫師的話，這一次也一定不用擔心。」

預約門診時間到了，阿得還是像以前一樣「飛」回我的門診，他的眼睛腫腫的，一個沮喪難過，像是世界末日的表情。

我假裝什麼都不知道，淡定地問阿得：「你怎麼是一個人來看診？眼睛腫腫的，臉色那麼難看，我的大帥哥，你怎麼了？」

阿得頭低低的說：「楊醫師，我失戀了！」然後就劈哩啪啦、劈哩啪啦地罵對方。

我遞了衛生紙給他之後說：「我知道，失戀一定超級難過，就像世界要塌了，世界末日來臨一般。你可以很難過，很沮喪，很不爽，但是不可以口出惡言罵對方，感情的事要好聚好散，這樣劈哩啪啦地罵對方，別的人聽起來，會覺得你不是一個好的男生，這樣你不就得不償失了。以後誰還敢介紹好的女孩子給你認識？而且讓情緒激動到失控的狀態，萬一不小心失手變成了『恐怖情人』，那……那你就真的變成一個不好的男生了，應該沒有女孩子會再喜歡你吧？」

就這樣，阿得開始交代他們發生的事，就像是一個不成熟的大男生，和另一個不成熟大女生交往又分手的故事。

突然間，我在阿得身上聞到一絲絲的菸味，我很驚訝又很「大粒」地問阿得：「你身上為什麼會有菸味？你什麼時候開始抽菸的？」

阿得緊張到結巴說不出話，好不容易努力地從嘴巴擠出話來說：「我就失戀，心情不好，然後同學就叫我抽菸放鬆心情……楊醫師，我只有抽一點點啦！我有先刷牙，吃口香糖，換衣服，我才敢來看你，因為我知道，如果你知道了，你一定會生氣的。」

當時我的心情，真的有點失望。

我淡淡地跟阿得說：「你一直答應我，你要當一個讓我放心的大男生，從以前你在學校發生的大大小小事情，只要是你對的，不管別人怎麼誤會你，楊醫師一定是第一個站在你這邊的。只要是你做錯的，不管你有什麼天大的理由，我也一定會第一個最『大粒』的罵你，因為我一直百分之百的相信你，你也是一直是說到做到的好孩子。」

「你自己也答應我，不會抽菸、喝酒、吃檳榔，現在心情不好，你就光明正大，有理由地去抽菸，那喝酒、吃檳榔，應該沒多久就接下去了。如果之後心情更不好，更不爽的時候，那什麼『毒品』應該就接著使用。」

「阿得，我看以後你不要來看我的門診好了！我想把以前阿得那些美好的回憶保留著，那是一個讓我很放心、很驕傲的阿得。如果以後你變成什麼壞的都會的阿得，某程度我應該會很崩潰的，那就拜託你以後不要再掛我的門診了……」

當我說完這一大段話之後，阿得低著頭，靜靜地什麼都沒有說，我也是這樣靜靜地，什麼也沒有說。

時間就這樣靜靜地持續了五、六分鐘，阿得慢慢地抬起了頭，眼睛紅紅地跟我說：「楊醫師，對不起！我不應該讓你這樣對我失望的。我答應你，我一定不會再抽菸了，我會努力繼續像以前一樣地加油，拜託楊醫師要繼續讓我來看你的門診，如果我再讓你擔心失望，那你就拿棍子打我。」

我靜靜地跟阿得說：「你啊！一直是最讓我放心和驕傲的孩子。而且你長得比我高、比我壯，我拿棍子也打不過你的，聞到你身上的菸味，我真的覺得不可思議，因為這不是我所熟悉的阿得，甚至覺得是不是我誤會你了，你就知道我有多難過了？麻煩你繼續努力、加油下去，否則下一次我就像你阿母說的，把你的耳朵切下來滷成豬耳朵。這一次就放過你，不告訴你的媽媽了，否則你的耳朵應該會被唸死。」

阿得大力地擰了鼻涕說：「我就知道楊醫師最疼我了！」

而我心裡卻想著另一個可能，阿得已經慢慢長大了，他也慢慢地更有自制力了。暫時阿得還是會「飛」回我的門診，和我說東說西的，分享一切。

我想不久的將來，慢慢長大的阿得，應該就不大需要「楊醫師」這個角色吧！

這也是我對阿得治療的期待。

第一桶金的目標

阿強，一個二十出頭歲的年輕小伙子。

第一次他來看我的門診時，他的脾氣真的好衝啊！因為等我的門診等太久了，結果，他一進我的診間，就先劈哩啪啦……罵了我三分鐘。罵完了，他就要轉身離開我的診間，後來，因為他忘記拿回自己的健保卡，就這樣……又被我請回了診間椅子上了。

我先跟他說：「對不起啦！因為前面有一個初診個案，又是一個比較難，比較複雜的情形。所以就花了五十多分鐘去處理，其實我也了解等門診真的是一個很想屎的狀態，既然你都很辛苦地等到了你的時間了，看在我都跟你說對不起的份上，要不要說看看你有什麼困擾？我們一起想辦法來解決看看吧！」

我記得那一天，我差不多也是又花了快一個小時的時間吧！

阿強就是一個年輕人啊！不過，他真的是一個很努力的年輕人，高中畢業，當兵退伍後，跟著老爸學修理農耕機器。半年前，老爸心肌梗塞去世了，他試著接老爸的生意，結果因為技術沒有老爸的火候，客戶們就一個一個跑了。阿強的個性，也就越來越像火山了，就像他等我門診一樣的火山爆發了。

原本期待一步一步跟著老爸學功夫的認真年輕人，突然間，要當起家中的「大支柱」，阿強只好硬著頭皮努力去撐，真的是一個辛苦的孩子啊！我就這樣陪著阿強說著自己的故事。

我記得，阿強離開診間的時候，他的眼眶是紅紅的……

我又叮嚀他：「菸抽少一點，酒喝少一點，要早一點睡覺，要多休息，不然，身為家裡大支柱的你如果倒了，你叫媽媽又要怎麼活下去呢？」

結果，這個年輕人的眼淚就掉了下來。

阿強還氣著跟我說：「楊醫師，你很爛呢……幹嘛……把我弄哭呢？媽媽在外面等我，很丟臉呢……」

我緩緩地跟阿強說：「以前，爸爸是你和媽媽的天，現在，你是媽媽唯一依靠的天了，答應我，也答應自己，真的要好好照顧自己的身體和情緒喔！」

就這樣，這個火爆的年輕人，就這樣按照預約單地出現在我的診間。每一次門診，阿強像報告工作計畫一樣，乖乖地交代著他發生的大小事，好事、壞事、不乖的事、讓媽媽擔心的事，他像吃了「誠實豆」一樣地與我分享。當然，我也會很「大粒」的罵他，他也都會答應我，會改掉那些壞習慣。

有一次，阿強跟我說：「楊醫師，我想先暫時關了爸爸的工作，去爸爸朋友那邊學農耕機器修理的技術，只是離我家要一個半小時的車程，我擔心媽媽，也不想租房子，每天來回開車去上班，你覺得如何呢？」

我還是一樣緩緩的口氣說：「我想，你一定想了很久，也想了很多，我相信你一定有萬全的準備，我想，媽媽一定也是支持你的決定。不過，每天要來回三個小時的車程，答應楊醫師，至少不要喝酒喔！要注意體力，要注意交通安全，不要太累。」

阿強還是一樣年輕的口氣說：「楊醫師，我媽媽一定有你的 line，不然，你們兩個怎麼都講一樣的話呢？好啦！我答應你，我今天開始就不要喝酒了。楊醫師，你們家就沒有農耕機器，不然我出師了，就免費幫你修理。」

而那天之後，阿強就真的滴酒不沾，因為他說，不能免費幫楊醫師修機器，所以只好乖乖聽話不要喝酒。

時間又過了半年，阿強又興沖沖地跑來問我：「楊醫師，我想去高雄學比較新、電子化的機器，你覺得如何呢？」

我還是一樣緩緩的口氣說：「我百分之百相信，你一定有做很多功課，一個人在外面生活，更要自己照顧好自己，錢要省一點用，不要東花花，西花花，什麼都沒有了。」

阿強還是一樣年輕的口氣說：「楊醫師，你跟我媽媽一定是超級好朋友，怎麼你都跟我媽唸一樣的東西啊！不要擔心，我會乖乖聽話存錢的，每個月我會回來看看媽媽，我也會順便回來看看你。不然，我怕你會太想我喔！」

就這樣，阿強每一個月乖乖回來看媽媽，同時也順便來診間看看我這個老朋友。

這個星期阿強回我的門診時，他炫耀地拿了郵局存摺給我看：「楊醫師，我有聽你和媽媽的話，我每一個月領薪水的時候，我都有先乖乖聽話去存款喔！我的郵局存摺有破六位數了喔！等我存夠第一桶金的目標，我就請你吃大餐喔……你不要跟我媽講，等我存夠第一桶金，我就全部領出來給媽媽存起來。」

結果阿強離開我的診間時，門診姊姊開玩笑說：「楊醫師你也管很多喔！看門診還要兼強迫個案存款呢！怎麼有那麼可愛的個案？看門診還順便帶存摺給醫師看呢？不過，他媽媽看到存摺應該會超感動吧！我應該叫我的小孩來看你的門診，看可不可以乖乖聽話存錢呢……」

是啊！看門診久了，了解多了，就開始這樣管東管西的「症頭」啊！

CHAPTER

3

關懷送暖

爭取公平對待的勇氣

社會對於精神病患者的「歧視」，真的是無所不在，我從來不會否認這個「事實」。身為精神科醫師的我，照顧精神病患者是我的工作，維護精神病患者的權利，也是每一個精神科團隊成員的工作。

當具體的「歧視」情況在我們的眼前當下發生時，我們又有多少「勇氣」敢為精神病患者去爭取呢？

也許，有些人會私下在同溫層中抱怨似的取暖而已；也許，有些人可能會沒什麼情緒的採取「視而不見」的應對方式；也許，有些人為了形象或是怕惹上麻煩，而選擇了「息事寧人」。

但是，我是照顧這些精神病患者的醫師，如果最了解他們情況的我，都沒有「勇氣」為他們發聲，那麼，社會上普遍存在的這種「歧視」現象，只會更加「惡化」。

是的，我是精神科醫師。

是的，我是照顧精神病患者的醫師。

我就是不允許有任何人在我的眼前，如此失禮，如此歧視我的精神病患者。

我要澄清一下，我沒有「罵」餐廳工作人員，我只是比較有勇氣與餐廳工作人員說明與澄清，如何學習「尊重」精神科病患。結果前幾天有朋友傳來訊息，說是看到某家報紙報導了這件事，真的要謝謝這個媒體為我和我的精神病患發聲。

朋友問我說，你去哪裡生來的「勇氣」啊？你在台東也算是有一點知名度的人，結果在餐廳裡，在一個公開的場合中，而且還是在那麼多人面前，你怎麼敢如此「勇敢」地與服務人員「嗆」呢？

哈哈哈！我沒「嗆」什麼人，我只是比較機車而已啦！

當天的故事是這樣的：

我們只是和一般客人一樣，單純的向餐廳再要白飯，結果服務人員就跟我說：「我們才剛剛上米糕而已，再給白飯會不會吃不完？」

我也是很單純地跟工作人員說：「我們的食量比較大，擔心會吃不飽啦！」

結果，那個工作人員很失禮的說：「你確定要白飯嗎？這樣會不會太浪費了呢？」

但我還是很客氣地跟他說：「我們已經來吃過很多次了，不會吃不完啦！」

但是工作人員還是一直碎碎唸：「拿那這些白飯，真的是浪費啊！」

重點是，他的態度就是一個很「輕視」的狀態，結果我當下與服務人員一件事一件事的「澄清」。

我帶我照顧的精神病患者來餐廳吃飯，我沒有要求餐廳給我們特別的優惠，我也沒有要求餐廳給我們特別的協助，我們就和一般消費的客人一樣的邏輯。

當天，我們也沒有造成餐廳任何的困擾，我們沒有大聲吆喝，我們也沒有不禮貌的行為，我們更沒有弄髒、弄亂任何東西。我們只是單純希望給一些白飯而已，你需要如此不禮貌地與我們互動嗎？

如果隔壁包廂的客人跟你們要白飯，請問你會如此失禮地這樣跟客人對話嗎？

雖然他們是所謂的「精神病患者」，可是他們只是一群生病的人啊！跟我和你一樣是很普通的人，麻煩你以後不可以如此沒有禮貌對待弱勢客人。

我的對話內容大概就是如此，我當然知道，也許工作人員會覺得我在刁難他、罵他。不過我想，如果當下的我，沒有「勇氣」和工作人員澄清與說明，那……「歧視」只會更加「惡化」，如果我都沒有「勇氣」為弱勢精神病患者發聲，那我的病人被欺負不就是剛剛好而已。

我當然知道許多人對於這樣的「歧視」事件，可能選擇「息事寧人」，甚至更可能是「視而不見」。這個沒有什麼對或錯的問題，可是我就是「不爽」有人在我眼前欺負精神病人。即使那一個人不是我照顧的精神病人，我也是會一樣「勇敢」地為他爭取權利。

如果精神科醫師都不挺弱勢的精神病患者，那社會的歧視就永遠不可能有「改變」的可能。因為我一直知道與理解，社會大眾「一定」會歧視精神病患者，尤其當精神病患者登上社會新聞的版面時，這樣的歧視也會變得更加堅不可摧、牢不可破。

我當然知道，我一個人的力量是很微不足道的，甚至我也不知道我真的能改變什麼，因為我一直知道，我是照顧這些相對弱勢精神病患者的醫師，如果我都沒有「勇氣」保護他們，為他們發聲，那弱勢的他們大概只有一直被欺負的份了。

所以，不要擔心，我會一直保有我這樣的「勇氣」。

感恩不盡！

「日出扶桑一丈高，人間萬事細如毛。

野夫怒見不平處，磨損胸中萬古刀。」

因為愛，不再寒冷

今年是台東馬偕醫院身心科團隊，舉辦「寒冬送暖」的第十二個冬天了。

回想起十二年前那個寒冷的冬天，因為不捨與不忍的一個念頭，與台東馬偕身心科同事討論，由我自己個人負責物資支出，再請大家來協助物資的分送，就這樣，如此簡單地開始了「寒冬送暖」。

這幾天天氣真的開始變冷了，所以我忍不住也開始「擔心」了，因為今年的「寒冬送暖」分享活動，似乎也跟最近天氣一樣，真的是「冷吱吱」啊！可能大家都在忙著準備選舉吧！

不過我轉念一想，應該不用擔心啦！我相信老天爺應該會給我「大粒」的祝福的，今年的冬天一定不會那麼寒冷，因為我相信，一定會有很多人的支持。
所以，從十月開始我們就幫一些退化較為嚴重的病人，協助「低收入戶」申請補助流程。我想，我能做的太少，因為他們的生活真的是「太辛苦」了！
至於買「新夾克」一事，則是我心中始終不願意放棄的一個小小的堅持與固執。我的想法很簡單，既然是過新年，送一件新夾克給他們，只不過是在寒冷的冬天裡，送上一個溫暖祝福的小禮物，同時也分享新年幸福快樂的氣息給他們。
我們一般都會去大賣場挑選比較便宜的夾克給這些病人們，男生選藍色，女生選紅色，多半都是偏深色系列居多，因為他們常常不小心就把衣服弄髒，也常常不小心會忘記洗衣服……
統一的樣式是不希望他們有「分別心」，而他們在接受物資的過程中，同時也在學習許多功課：「當我們領取任何物資時，要知道沒有人有義務一定要協助我們，獲得物資的第一件事就是要謝謝別人，而不是比較東西的好惡與多寡，學習去跟協助他們的人說『謝謝』，將來才能有機會得到下一次的協助。」

結果，今天無意間聽到又可愛、又好笑、又很大聲的對話。

其他門診病人跟我的門診病人這樣說：「怎麼有那麼好康的事？來醫院看病，又可以拿米呢？」

我的病人超大聲的這樣：「因為我的楊醫師，最愛我啊！他擔心我肚子餓，買米給我吃；他擔心我沒有衣服，買新夾克給我穿；他擔心天氣冷，買棉被給我蓋；他還會請我去看電影，吃牛排。」

結果旁邊我的另一個病人這樣說：「屁啦！楊醫師也有送我米和夾克，楊醫師也有請我看電影和吃牛排。你上一次不乖還被楊醫師罵，我們大家都有聽到，我都有乖乖聽話，準時回來楊醫師的門診，所以楊醫師他才是世界上最愛我，最關心我的人。先生，你要不要也掛楊醫師的門診？楊醫師他最心軟了，如果你們家也是欠米煮飯的話，楊醫師他一定會送你米回家煮飯吃。」

在診間內聽到這樣很大聲對話的我，真的是又好笑又好氣啊！可是……拜託不要這樣地替我打廣告，謝謝我的病人那麼地「愛」我。

是啊！在門診看到這些相對弱勢的精神病友們，擔心他們肚子餓，擔心他們沒有衣服穿，擔心天氣變冷時他們沒有棉被可蓋。

真的，就是有那麼多真真實實的「擔心」啊！希望這樣「寒冬送暖」的分享，可以溫暖這些容易被大家排斥的精神病友們。

而每一年的寒冬送暖分享，我都會在分享的物資上貼上一篇聖經經文。

記得剛開始，我提議要貼聖經經文的時候，全部的人都嚇一大跳，既驚訝又好奇的說：「楊醫師，你不是佛教徒嗎？這樣別人會不會覺得很奇怪呢？」

是的，我的的確確是一位佛教徒，但是，有誰規定佛教徒就不能熟悉聖經呢？

大學時期的我，即使已經是虔誠的佛教徒了，不過我還是好奇地參加了基督教社團，和基督教友們研讀聖經有一段時間。

後來，在我回到台東家鄉工作的時候，選擇了基督教會醫院——台東馬偕醫院。當初我計畫要送精神病友物資的時候，我這個時常不按牌理出牌的怪咖，第一個浮現在我腦海的念頭就是：「我可以在物資上貼上聖經的經文嗎？」

是的，當時的這個想法，在我心中真的是一個大大的「問號」。我心裡細細的思量，依我在醫院那麼反骨，人緣不好的狀態之下，應該，可能，一定會有很多「聲音」出現吧！

哈哈哈，果然不出本山人的推測，每一年寒冬送暖在物資上面貼聖經經文的時候，都會出現一些「有趣」的意見。

「奇怪，他明明是佛教徒，又不是基督徒……」

「他幹嘛貼我們的聖經啊？」

「他又在譁眾取寵，博取大家的注意了……」

「他應該是很想紅，很愛現吧！」

「他會不會拿聖經，圖謀私利呢？」

剛開始的那些年，說真的，我很不爽、很不舒服、很沮喪，就只是在分享物資上貼一小篇聖經經文，怎麼會有那麼多奇奇怪怪的意見呢？如果因為我是佛教徒的因素，這樣沒有什麼目的，簡簡單單的分享，就變成了如此傷人心的「耳語」。

如果，假設，我受洗為基督徒的話，在分享物資上貼聖經的事，我猜想，應該可能就不會被人如此「扭曲」吧？

寫下這些過去曾經經歷的過程的時候，其實我已經沒有那麼多的情緒了，即使今年寒冬送暖的活動，儘管還是有一些坐「大位子」的人，依舊還是如此認為我別有用心。

而反骨、機車又白目的我啊！還是繼續在分享物資上貼聖經經文，而且這些聖經經文都是我們特別挑選過的，不要太長，不要太抽象，不要太複雜，就像我每一次看到物資，同時我也看到了聖經經文，那是一種很幸福、很溫暖、很快樂的感受。

希望我的精神科病友和家屬朋友們，拿到寒冬送暖物資的第一個時間，他們可以立即馬上看完這篇聖經經文，我想他們也一定會跟我一樣，能夠感受到聖經經文帶來真善美的喜悅。

當然我知道，一定還是有一些人不相信吧！哈哈……不過我可以跟那些不相信的人確認一件事，明年，我還是一樣會繼續寒冬送暖的分享，明年，我還是一樣會繼續貼聖經經文在物資上，還有，後年、大後年也是一樣喔！

因為愛，所以感動。

因為愛，所以分享。

因為愛，所以行動。

簡簡單單的幸福

也許在一般的世俗眼光看來，阿勝和阿蘭他們這對夫妻的日子過得相當辛苦，幾乎可以說是一無所有或是一貧如洗，可是，他們兩個人卻是我所見過最幸福、最知足常樂的一對，而他們也正是我長期照顧與訪視的個案之一。

記得十年前的一個下午，阿勝帶著阿蘭走到我面前，害羞地向我介紹他的女朋友，兩個人看起來就是一對沉浸在愛情中的甜蜜情侶。不僅阿勝深愛著阿蘭，而阿蘭也同樣愛著阿勝，他們之間只有簡簡單單的情感，沒有世間那麼多複雜難懂的邏輯和世俗評斷標準。

半年之後的某一天，阿勝還是一樣害羞地牽著阿蘭的手，兩個人一起走到我面前，只見兩個人臉上難掩幸福滿溢的笑容，阿勝興奮地告訴我：「楊醫師，我們要和你分享一個好消息喔！你是第一個知道的人，我決定要和阿蘭結婚了！因為我們想要每天都能夠看到對方，每天都能夠在一起，所以我們兩個決定要結婚，一起牽手走下去，你看，我還有去夜市為阿蘭買了一個『金戒指』喔！」

從他們的眼中，我看到了一種簡簡單單的幸福味道，兩個人眼中只有彼此的存在。當然，他們的婚禮也是非常簡單的，沒有隆重的儀式，沒有大宴賓客，沒有喜餅，沒有鮮花，沒有拍婚紗，甚至，也沒有蜜月旅行。唯一有的，就只有阿勝在夜市買的那對「金戒指」而已。

如果用我們這些「世俗人」的種種考量來看，夫妻兩個人都沒有工作，也沒有固定收入，像這樣什麼都沒有的他們，這樣拮据的家庭經濟情況，他們兩個人結婚之後真的會幸福嗎？真的能夠像阿勝說的「一直牽手走下去」嗎？畢竟，大家都說「貧賤夫妻百事哀」啊！更何況，阿勝和阿蘭的情況的確很令人擔心啊！

是啊！當初的我，也是這樣擔心著他們，不過，他們簡單的幸福生活就這樣簡單地開始了。有趣的是，我們每次去做居家社區家訪的時候，不是阿勝一直跟我抱怨著阿蘭的問題，就是阿蘭向我們抱怨著阿勝的種種不是。

聽了很多很多次以後，於是我開玩笑的跟他們兩個人說：「不然，你們去買『離婚證書』，然後我帶你們去鄉公所辦離婚手續好了！」

結果，一聽到我的話，他們倆又立馬緊緊地「黏」在一起，緊張的跟我說：「不行，不行啦！楊醫師，阿勝沒有阿蘭，會難過得吃不下飯，阿蘭沒有阿勝，也會整天唏哩嘩啦的一直哭啊！我們沒有要離婚啦！只是跟你抱怨一下，我會捨不得阿蘭啦！是真的啦！」他們兩個人就像他們手上戴的那只「金戒指」一樣，無論怎麼樣都捨不得拔下來啊！

直到現在，十年了，阿勝和阿蘭的幸福生活，就這樣簡簡單單的幸福了十年的時間。兩個人平常的日子偶爾吵架，偶爾鬥嘴，偶爾抱怨，不過，更常見到的是他們快樂的「黏」在一起，不論何時何地，只要我看到阿勝的時候，也一定會看到阿蘭陪在他身邊，兩個人真的可以說是形影不離，如膠似漆，雖然是平凡而簡單的幸福，卻真的非常甜蜜，也讓很多人覺得羨慕。

年前去做家訪時，無意中，看到他們倆用著烏嚕嚕的舊床單，不曉得已經用了多少年了，於是，我就偷偷的為他們倆準備了一套全新的床單寢具組，打算拿來當成賀禮，下次再去家訪時送給他們，希望為他們的幸福十年做一個美麗的見證，也希望他們兩個人可以這樣簡簡單單地幸福長久下去，一直一直在一起。

是啊！也許對許多人而言，他們的生活真的是又辛苦又貧乏又可憐，如果換成了一般的夫妻，應該每天都是吵吵鬧鬧的，兩人之間可能已經沒有什麼感情可言了，也許早就準備離婚了吧！可是當阿勝和阿蘭拿到我送給他們的床單組時，阿蘭高興地抱著阿勝，就像一隻無尾熊黏著她心愛的「尢」，開心得像是得到了什麼超級大禮一樣，從他們望著彼此的眼神中，我看到的是他們既滿足又快樂的幸福生活。

也許，我們永遠只有看到阿勝和阿蘭的貧困，只會看到他們的欠缺與不足，也許他們十年共同的生活在我們的眼中，真的是什麼都「欠」啊！可是，我卻一直感受到，他們倆相依相偎，不能沒有彼此的真實幸福啊！那是一種對於彼此的滿足，對於生活的滿足，簡單就可以很幸福。

期待阿勝和阿蘭下一個十年的幸福人生，也謝謝他們讓我發現：只要兩個人能夠在一起，就是幸福人生，也謝謝他們教導我重新認識了那「簡單」又「幸福」的人生意義。

孫猴子畢業了

忠輝的妹妹跟我說，忠輝走了。突然聽到這個消息，當下的我有點反應不過來地說：「妳，妳說什麼？忠輝走了？他怎麼可以這樣就走了？」

我十分錯愕的看著忠輝的妹妹，她也一臉哀傷的看著我，所有的一切好像都暫停了似的，忠輝也好像還在我的診間，所有和忠輝相關的記憶，一幕幕快速地閃過了我的腦海。

我重重地嘆了一口氣，安慰著眼前難過不已的忠輝妹妹，而忠輝妹妹也安慰著同樣不能接受這件事的我。我想，這就是我在台東工作的「日常」，不只回台東照顧著自己的「家人」，也是回台東照顧著自己的「家鄉人」，而每一個被我「照顧」」的病人，「在我的腦海記憶中都有屬於他獨特的「檔案夾」，裡面有著「他」，的生命記憶，也有著「我和他」的故事。

翻著忠輝的專屬檔案夾，也想起了過往和他相處的種種。忠輝雖然沒有讀過什麼書，可是不可否認的，他真的超有藝術天賦的，完全沒什麼書法底子，卻能夠拿著毛筆，隨隨便便就能寫出一手好字。我忍不住好奇地問他，到底是怎麼做到的？竟然可以寫出這麼一手漂亮的好字。

他只輕描淡寫的，沒有感到特別得意，也看不到一絲驕傲神情，只用平和的語氣說：「照著書看，然後一筆一畫地『畫』出來啊！」至於其他的作品，他也都是用同樣的邏輯，然後依樣畫葫蘆，就出現了一幅又一幅讓大家驚喜不已的作品。

再到後來，忠輝前前後後歷經了好幾次的住院記錄，所以忠輝的作品也就這樣靜靜地貼在病房的牆上。每每看到他的畫作，我都會想起那個被「米酒頭」耽誤了藝術天賦的忠輝，也因此，每一次忠輝來到我的門診時，我就會特別「大粒」地好好唸他一下，因為那包含著許多的生氣，也包含著更多的不捨啊！

生氣忠輝怎麼那麼不知道要好好愛惜自己，怎麼還是又不小心就喝了太多，而且明明知道來診間會被我「大粒」的唸，但是每一回他還是會乖乖的繼續回來看診，繼續來到診間給我唸。

忠輝妹妹告訴我：「忠輝他啊……怕死了楊醫師，怕楊醫師唸，怕楊醫師罵，不過就是知道楊醫師對他是真正的關心，所以明明知道一定會被罵，但還是會乖乖回來給楊醫師唸，這個世界上大概只剩下楊醫師還有耐心會唸他了吧！因為我們的爸爸媽媽很早就都走了，其他的家人啊！跑的跑，逃的逃，應該都不會想理他了……」

是啊！就像忠輝妹妹說的，我就是這樣把他從「酒池」中拉出來，把他從「酒鬼」拉回來變成「人」，可是忠輝他又常常不小心，又浸泡回他的「酒池」中，就這樣來來回回的，也不知道總共上演了多少次相同的情況。

忠輝妹妹說：「這一次忠輝太久沒有來給楊醫師『唸』，他送去急診沒多久，馬上就轉到加護病房了，隔天，他就走了。說起來，他也是疼我啦！沒有讓我忙太多天，就這樣提早『畢業』了。可能他也知道楊醫師要『管』太多人了，這樣子，楊醫師就可以少操心一個人。」聽到這裡，我的心忍不住揪了一下，又多了更多更多的不捨了。

我回應忠輝妹妹說：「是啊！如果那時候我有給忠輝再多『唸』一下，會不會就不是現在這樣的情況呢？他還那麼年輕呢……我還是不大能夠接受他已經走了的事實，如果可能，如果可以，我真的好想再好好『唸』他一下，他怎麼這麼『自私』就這樣走了？叫我們這些關心他的人該怎麼辦才好呢？」

沒想到，忠輝妹妹反而笑著說：「全世界大概只剩我和你還在乎他吧！如果忠輝還在這裡，他應該會像以前一樣，『立正站好』地乖乖給你『唸』吧！全世界他最『尊重』你了，忠輝他啊！你沒有叫他坐，他才不敢坐你的診間椅子上呢！」

我苦笑地跟忠輝妹妹說：「他啊！說『尊重』是好聽啦！他啊！全世界最『怕』我了，『怕』我唸，『怕』我罵，我也不知道為什麼他會那麼『怕』我？」

忠輝妹妹大笑說：「我哥哥天不怕地不怕，而且家裡根本沒有什麼人可以管得住他，他就『怕』楊醫師唸，『怕』楊醫師罵，每次接近要看你門診的那些天，他甚至還會緊張到睡不著，他最『怕』楊醫師以後不管他了。他常常說，他是什麼都不怕的孫猴子，楊醫師是專門剋他的如來佛，如今這隻野猴子『畢業』了，楊醫師，你也要好好照顧自己的身體，因為還有滿山跟我哥一樣的孫猴子，等著你這個如來佛去好好『管教』一下他們呢！」

忠輝妹妹起身離開，走出我的診間，看著那個孤單的背影，而我的心情是滿複雜的，難過、失落、沮喪、不捨……我知道身為專業精神科醫師的我，不應該有這些「多餘」的情感，但是當照顧陪伴那麼久的一個生命，就這樣脆弱、不小心地離開了，我的心情還是這麼不專業地泛起了漣漪，久久無法釋懷。只能用這篇情緒零亂的文字，紀念我腦海檔案夾中的忠輝，也藉此機會好好收拾我那不該存在的多餘情緒。

傻憨憨的阿祥

阿祥，是一個二十二歲的大男孩，認識他，也照顧他七個年頭了。從他還只是個青少年開始，不知不覺，七年的時間過去，他也慢慢地長大，現在個頭都已經比我高出許多了，完全跟一個大人沒兩樣。可是，他的反應還是一樣的簡單與緩慢，還是我剛開始照顧他的時候，所認識的那個憨憨的男孩，實際上，他是一個輕度智能障礙的大孩子。

記得那一年，他才十五歲，是他爸爸陪著他來看門診的，阿祥的爸爸、姊妹和他，一家人窩在一處借住的廢棄農舍裡，生活過得相當簡單而清寒，他則是因為精神症狀被帶來我的門診，也開始了我照顧他的故事。

從很久很久以前，阿祥一直就是一個很乖的孩子，國中好不容易努力撐到畢業了，從小在鄉下生活、長大的他，在學校裡沒有什麼朋友，他的好朋友是無意間跑來家裡的一群流浪狗，只有在跟狗兒遊戲、玩耍時候的他，才看得到屬於他這個年齡應該有的單純與快樂。

阿祥的姊姊早早就離開家，跟著男朋友去外面生活工作了，大部分的時間，我去他家的時候，只有看到阿祥和他父親兩個人而已。感謝天，隨著年紀漸漸增長，慢慢地阿祥也可以去做一些簡單的農事了。

聽阿祥的親友說，他是個耿直的「憨孩子」，雖然工作時手腳慢了些，不過很「好叫」，不管是什麼樣的工作，不管薪資是多少，只要有叫他，他都會出來工作。阿祥就是那麼讓我放心的一個大孩子，每次去做家訪時，他都會乖乖立正站好給我「罵」一下。

「阿祥，菸抽太多了喔！」

「為什麼家裡有那麼多空酒瓶？」

「辛苦工作賺的錢要省下來，不要被別人騙錢喔！」

每一次，當我對他說著這些嘮嘮叨叨的叮嚀時，他總是會露出傻傻、憨憨的表情，乖乖地笑著回答我：「好。」不過，每次都看到他認真打零工的樣子，雖然「憨慢」，倒也捨不得多罵他了，七年多下來，看著他從小孩子慢慢變成了「大人」，他用非常慢的速度去學習長大所需要的各種技能。

我還記得上星期到他家，我載了一箱米送給他，老爸爸很高興地收下了米，謝謝我們照顧阿祥和他，那天阿祥還在幫忙隔壁農家噴農藥，我還不斷提醒爸爸，叫他回家快點洗澡換衣服，就像過去往常的時候一樣，楊醫師又碎碎唸了一會兒才能放心離開。

沒想到，一個星期過去了，在門診時突然看到阿祥，阿祥的親戚帶他來到診間找我，告訴我一個擔心又心痛的消息，阿祥的爸爸因為傷口處理不當，敗血症死亡了。乍聽這個晴天霹靂的恐怖消息，還記得上個星期還跟我說謝謝的阿祥爸爸，如今卻……這麼突然地離開了……

想到他們家今年又碰巧忘記申請低收資格，家徒四壁，又住在什麼都沒有的鐵皮舊農舍裡，現在又碰到這種事，阿祥爸爸的喪禮該如何處理，還有費用又該怎麼辦才好？以後只剩一個人，必須獨自生活的阿祥，面對這突如其來的許許多多的問題，一下子全部卡在當下現實的殘忍情況。

阿祥依舊還是傻傻、憨憨地看著我，一臉無助與茫然，一個人的阿祥將來怎麼自己照顧自己？二十二歲的阿祥，雖然已經長得比我高了，但是，還有許多人生的功課還沒有全部學會，一個人的阿祥，又要怎麼一個人生活下去？

下診後，一直放不下只剩一個人生活的阿祥，隔天麻煩同事轉託了一些錢幫忙阿祥應急喪禮使用，同事問我要去送阿祥爸爸嗎？我想了一會兒，我拒絕了。因為，我還是無法接受阿祥爸爸的離去，我需要一些些時間和勇氣去接受，新同事說，我們的工作管太多，也太雞婆了，平常不只要管病人，現在連病人的父親去世了也要管，實在是太辛苦了！

是啊！我也真的管太多事情了，雖然認識他們已經七年了，但我應該只是他們的醫師才對，可是，就這麼不小心，他們不小心把我們當成了他們另外的「家人」，當他們面臨無助、無望、無奈的情況時，還是會想起來要告訴我，謝謝他們還記得我這個沒有任何關係的「陌生人」。

無情人的傷

我一直認為，我不是一個「無情人」，不過，我最近卻做了一個非常「無情」的決定。心，始終處於沮喪、挫折、難過的情緒當中，從事情發生到現在，都已經過了好些天了，也是應該放下的時候了。

阿順，他是一個布農族原住民的大孩子，家住在美麗的中央山脈山腳下的一個部落裡。阿順他的身材比我高、比我壯，年紀也比我輕，他應該有「美麗」的人生才是，讓人遺憾的是，在十多年前，當時才二十多歲的他，正要展開他的大好前程之際，卻因為一場嚴重的車禍徹底改變了他的命運，也改變了他應該繼續的美麗人生。

很幸運的，經歷那場重大的車禍意外，他竟然還能活了下來，不幸的是，他發生了嚴重的腦傷，大腦認知功能退化到像個小學低年級的孩子一樣。不過，現在回想起來，不曉得他當初在鬼門關前走一遭，卻能夠幸運地活下來，這究竟是他的幸運，還是不幸的開始？

由於腦傷的緣故，他開始有衝動、易怒，伴有幻聽妄想精神症狀，甚至暴力的情形產生，就這樣，他被關在鄉下老家兩、三年了。教會弟兄將他轉來台東馬偕治療，也開始了我和他十多年來的照顧因緣。

記得第一次去他家家訪時，他爸爸去花蓮接受癌症治療，他一個人在家等著我們。鄉下地方的地址，門牌號碼常常跳來跳去的，我們花了一個多小時還是找不到他的家，鄉下地方也找不到什麼人家可以詢問，我們再打電話到阿順家，麻煩他到大馬路口，方便我們找他。

結果車禍腦傷，智力退化的阿順說：「太陽很大呢！你們認識字，自己找地址來我家啦！」當時的我們，真的是又生氣又無奈又好笑，沒辦法，這就是我們平時家訪個案的常態，幸好，我和品蓁護理師如阿順說的，還認識字，又多花半個小時才找到山邊阿順的家。

而阿順的父親是一個癌症轉移的病人，他父親在我們醫院住院時，病房社工師捨不得生了病的阿順父親，也捨不得腦傷後認知混亂的大小孩阿順。我一直記得社工師那時的轉介內容，一個嚴重癌症轉移的父親照顧一個腦傷退化，而且有暴力行為的大孩子，如果我們不願意去協助他們，縱容他們繼續辛苦、混亂、無助的生活下去，這不就是一種殘忍與無情的對待嗎？

就這樣，阿順被我們從部落「撿」回來醫院治療，還幫忙他們申請低收入戶補助、社會福利補助，同時，我們每個月還會特別安排兩次，來回總共四小時車程的居家訪視，希望多多少少能夠照顧和幫忙阿順他們家一些，一不小心的，就這樣過了十多年，而我們也一路陪伴了阿順父子倆十多年。

近來，阿順爸爸的身體狀況也愈來愈差了，隨著癌症細胞的擴散，已經轉移到無法再接受任何形式的治療了。有好幾次，我總是狠下心來和阿順爸爸討論著關於阿順的後續「安置問題」，但是阿順爸爸總是捨不得他這個唯一的孩子，而我一想到阿順如果去了社福機構安置，那麼山邊的老房子裡，就只有剩下一個孤獨老人，一個癌末病情嚴重，且沒有家人陪伴在身邊照顧的寂寞老人。

阿順如果真的被送去安置機構，那麼他就是孤單的「一個人」，阿順爸爸一個人孤伶伶的待在家裡，同樣也是孤單的「一個人」，而我，也一直在現實考量與親情依賴中猶豫與困擾著，不知道什麼樣的決定對他們父子來說，才是最好的選擇。

上個星期，我們團隊又再度討論著阿順的安置問題，因為阿順爸爸的身體情況愈來愈不樂觀，甚至有時候還無法認出我是誰。阿順爸爸的主治醫師也是如此不樂觀的說明，我們一方面擔心著阿順爸爸的身體，更擔心著另一個不久之後一定會發生的殘酷事實：如果阿順爸爸有一天真的走了，誰又能照顧一個腦力退化如國小低年級的大小孩？一個一百八十多公分高，一百三十多公斤重，黑黑的、又高又壯，而且完全沒有自我照顧能力的大小孩。

今年初，阿順爸爸的癌症復發又轉移了，我所擔心的事情，真的也就發生了。阿順爸爸總是擔心著阿順「一個人」的將來，每個月見面，他總是緊緊地握著我的手問我：「楊醫師，如果我死了，叫我如何放得下心？」我只能安慰他，鼓勵他多多上教會，多多禱告吧！

十一月初，阿順精神狀態不穩定，阿順爸爸也要去花蓮住院化學治療，阿順就暫時安排到我們醫院住院治療，也好讓阿順爸爸安心住院養身體。星期一早上突然接到阿順爸爸的電話，電話那頭的他，聲音非常虛弱無力，阿順爸爸「平平淡淡」地說：「楊醫師，我覺得我剩下的時間不多了……我想幫阿順辦出院，我想讓阿順陪伴我後面剩下不多的日子，我要趕快教會他去郵局領錢，我要趕快教會他去市場買菜買肉，我要趕快教會他自己洗衣服、曬衣服，我還要趕快教會他自己照顧自己……」

聽得電話這頭的我，心好痛好痛，一個父親，一個知道自己所剩無幾多日子的父親，另一個是折騰我那顆脆弱心靈的「大孩子」，因為我和阿順爸爸都知道，阿順有太多太多的事情沒有趕快學會，「一個人」的阿順，又要怎麼生活？

除了擔心，我，還是擔心……

於是這一次，我「殘忍」又「無情」地決定了，不管阿順爸爸是同意或是反對，我們都要啓動社福機構安置的申請，我想，總要有一個「壞人」來做一個「殘忍」的決定，重點是要找一個阿順爸爸可以接受，我們也可以接受的單位。

上個星期，我試探性地問阿順：「阿順，如果你去了別的地方安置，到時候你看不到楊醫師了，你會不會想楊醫師呢？」

阿順說：「楊醫師，我不知道呢！你兩個星期就會來我家看我，都四、五年了，你記得我家，就會記得來看我，所以，我不用想你，只要時間到了，你就會來找我吧！如果你不來我家，也許，我應該會想你吧！」

是啊！都照顧他們十多年的時間了，到了該放手的時候，也是該放手了。

阿順，對不起！

阿順爸爸，對不起！

從今天開始，我要開始學習做一個「無情」的人，也許時間過了許久許久以後，也許阿順會忘了我這個做決定的「壞人」。

而我只能在心裡，一遍又一遍的說著：「阿順，對不起！阿順爸爸，對不起……」

最好的禮物

阿利，一個思覺失調症的大孩子，生病到現在已經有三十多年了，他一個人住在台東台十一線附近，一個很鄉下，連公車都到不了的偏僻村子裡。十五年前，在一次偶然的機會裡，我很幸運的在門診遇到了他，就這樣，展開了我與阿利相處十多年的照顧故事。

阿利說：「古時候我還沒有遇到楊醫師之前，我『瘋』了很多年，說起我在『精神科』的資歷，應該算得上是楊醫師的『學長』，也幸好楊醫師你有遇到我，才讓你的治療功力又多了好多甲子，所以楊醫師你真的不是普通的幸運呢！」

很多在門診中「年資」比較久，比較「資深」的病人，經常都喜歡這樣調侃我，讓我每次聽到都覺得又好氣又好笑。

每次到他家居家訪視，阿利他都愛開玩笑的說：「一般人讀醫學院只要七年就可以畢業了，可是我在精神科都已經混了三十多年了，還一直被『留校察看』，等了好久還不能拿到畢業證書，楊醫師，我到底什麼時候才可以順利畢業呢？」

這就是規則治療下的阿利，又重新恢復到原來年輕時的可愛與單純，不過也因為疾病導致腦部的認知功能退化，再加上，在這種偏僻的鄉下地方也不容易找到什麼工作可以做，於是簡單的生活，單純的日子，也就這樣一天一天地過著。

每次去阿利家，我們遠遠的就能看見，他總是憨憨地站在門口等著我們到，也總是憨憨地笑著送我們離開。

今年初，七十多歲的阿利爸爸中風了，於是阿利開始學習如何照顧行動不便的老爸爸，從煮三餐、幫爸爸餵飯、幫他洗澡，甚至是打掃家裡、整理房間……這些原本屬於阿利爸爸每天在家裡的工作，結果現在全部都由阿利一肩扛起。而阿利也從一個「被照顧者」變成「照顧者」的身分，他每天就像一隻「菜鳥」一樣，非常積極努力地學習許許多多的「基本功」，深怕沒把爸爸照顧好，日子反而變得比以前還要忙碌了。

阿利的爸爸剛生病的時候，阿利的哥哥和姊姊還會時不時的輪流回來，幫忙分擔照顧阿利爸爸的工作。只不過時間久了之後，大家開始有許多的「現實考量」，有許多要忙的事，有許多緊急的工作要做，有許多的理由無法回來……慢慢地，慢慢地，哥哥姊姊們就很少出現在家裡，最後也不小心「消失了」，只剩下原來大家覺得最「沒有用」的阿利還陪在老爸爸身邊，日復一日地照顧著阿利爸爸。

每次訪視阿利和他爸爸的時候，阿利爸爸總是語重心長，嘆著氣對我說：「楊醫師，我真的很感慨，以前我們所有人老是嫌阿利『破病』（台語生病的意思）了，嫌他什麼工作都不能做，整天只能待在家裡，得靠我和他媽媽照顧他這個永遠長不大的『大孩子』，自從他媽媽走了以後，就剩下我一個老人家照顧他。」

「如今換我老了，破病了，可是那幾個住在外頭，有工作有賺錢的小孩，大家也都各自有了自己的家庭，自己的工作，自己要照顧的人，大家都沒有時間顧我這個沒有用的老人，只有這個『憨孩子』還留在家裡陪我、顧我，以前我們都認為最『沒有用』的孩子，結果，現在反而變成他『最好用』了。」

「真的要謝謝阿利這個憨孩子，謝謝他還願意留下來照顧我，我現在終於知道，這些一切的一切，都是老天爺祂早就安排好的，都是注定好好的，阿利他是上天賜給我最好的禮物。」

聽到阿利爸爸分享的這一番話，我想，也許這就是最簡單的幸福了，這個看似再簡單不過的幸福，卻可能是我們一輩子都遍尋不著的幸福，有時看看我們手中所擁有的，我們又擁有多少如此簡單又長久的幸福呢？

謝謝阿利和阿利爸爸，真的要感謝他們那份簡單、純粹、無私的愛，謝謝他們教我的一切。

人生，不過如此簡單，就能擁有滿滿的愛與幸福。

心上的大石頭

阿桂阿姨，一個認識七年的老朋友，她住在台九線武陵路邊的老舊房子，記得七年前的第一次門診，阿忠伯帶著她來門診治療，辛苦地說著她二十多年來，生病的人生故事。

阿忠伯說他得了肝癌，可能也活不久了，可是他唯一放心不下的，就是這個「憨憨」的牽手，擔心沒有人能帶她看醫師，擔心沒有人煮飯給她吃，擔心她天氣冷時會忘記多穿一件衣服，好多好多的擔心，同時也是好多好多的「放不下」。

對於大部分的我們而言，「照顧自己」是一個粉基本的本能，但對於我們身心科的精神病患者來說，經常在天冷的時候忘記加衣服，在天熱的時候忘記脫夾克。他們要花許多時間去重新學習，然後再花更多的時間重複練習，把以前曾經擁有的生活基本技能，慢慢地，慢慢地重複學習地找回來，一次再一次，練習再練習，重複再重複，這就是我每天面對的這群病友的大致情況。

他們的外表看起來，和我們一般人沒有什麼差別，甚至「好腳好手」、「身體勇健」，只是三不五時會講出一些脫軌的內容。我總是說：「上帝給他們的靈魂開了一個玩笑，才讓他們有一個『不完整』的靈魂，身為精神科團體的我們，就是努力為這個『不完整』而努力。」

大部分的病人經由正確的藥物治療，都可以有非常好的預後情形，只是很可惜現代醫學尚無法「治癒」這些疾病，因此「終身藥物治療」是一個最重要的因素，因為一旦拒絕停止了精神科藥物的治療，精神疾病就會急性發作。

看著急性精神症狀混亂的阿桂阿姨，看著身體虛弱，說著自己恐怕活不久的阿忠伯，我們就開始了兩週一次的精神科居家服務，一不小心，七個年頭就這樣過去了，我也都忘記究竟去過阿桂阿姨家多少次了。

某年夏天我在塔須山上時，阿忠伯走了，我們彼此都還來不及說再見。記得那年農曆新年後，我們第一次訪視阿桂阿姨，阿忠伯當時緊緊拉著我的手，眼角泛著淚水：「楊醫師，謝謝你們來看我和阿桂，我已經多過了七個過年，你們也來我家七年了，我的身體……還可以活到下一個過年嗎？如果我死了，阿桂怎麼辦？孩子會好好照顧這個『ㄒ一ㄠㄒ一ㄠ』的女人家嗎？你們還會幫我，一直來我家看阿桂嗎？我會一直一直謝謝你們，楊醫師，真的萬事拜託了！」

當時的我，心中滿滿的感動，但是卻不敢多說什麼。今年過年要到了，阿忠伯卻忘記了我們的約定，而我們還是一如往常的，兩週去一次阿桂阿姨家訪視，並且幫她施打長效針。阿桂阿姨彷彿怕我們會擔心，一直不斷重複地告訴我們：「阿忠他去花蓮看醫生啦！要過好久好久才會回來台東，楊醫師，你們不要擔心喔！」

今天有一個二十五歲的年輕女孩來門診找我，她說她是阿桂阿姨的女兒，這是我「第一次」與她見面。

她說非常謝謝我們團隊，七年多來一直幫她照顧她的爸爸與媽媽，現在她爸爸走了，她也放心不下讓媽媽一個人在鄉下獨自生活，說要帶媽媽去西部和她一起住，以後就由她來好好照顧媽媽。可是媽媽卻一直拒絕她：「如果我不在家，楊醫師和胡品蓁小姐來我們家會找不到我，他們會擔心我生病，他們會一直找我呢！我才不要去西部，我要留在台東，留在家裡，我要等阿忠回來，我要乖乖在家等楊醫師，阿忠才不會擔心我生病了。」

這個年輕的妹妹拜託我，能不能幫她打電話跟她媽媽說，楊醫師又要出國去義診了，阿桂可以放心去西部走走，住一陣子，等到楊醫師回台灣之後，會再與她電話連絡。

七年了，時間真的過得好快，不一會兒就過去了，謝謝阿忠伯對我們一直以來的信任。今天的我，總算可以放下心上的一顆大石頭，今天的我，又放下了另一個擔心。謝謝阿桂阿姨的女兒願意照顧她的媽媽，祝福阿桂阿姨和她的女兒！

週五，我和品蓁會再去台九線看看其他的病友，我會想念阿忠伯的，我也會想念阿桂阿姨的。

七年了，真的好快！

真的，不一會兒就過去了……

堅持守護的幸福

阿福，一個六十多歲的獨居老人。

我沒有見過他的父母，聽說他們已經去天國十多年了。以前還沒有接受精神科藥物治療的阿福，據說是他們社區裡大家最為頭痛、最傷腦筋的「不定時炸彈」，經常帶給鄰居們不少困擾和麻煩，大家雖然對他避之唯恐不及，不過卻也無計可施，根本拿他沒辦法。

至今我還記得很清楚，那一年，阿福的表姊第一次帶他來我門診的情況，而這位阿福的表姊——阿春姨，其實也是一位年齡將近八十歲的老人家了。

阿春姨告訴我們：「我老了，也不知道哪一天，什麼時候會走。可是阿福的媽媽是我的親阿姨，在她快要斷氣的時候，還一直緊緊地握著我的手，不放心的再三叮嚀和拜託我，一定要替她好好照顧她這個什麼都不會的兒子。因為她實在沒有人可以托付了，只能把這個艱難不易的任務交給我。」

後來，和阿春姨比較熟一點之後，她總是會非常感慨的跟我說：「人啊！心軟的人最沒有用了……我自己這把年紀都欠人照顧了，還叫我這個八十多歲的老人家照顧阿福啊……我阿姨死的時候，把他托付給我；如果有一天我死了，我又該把他托付給誰，又有誰能夠托付呢？」

結果，聽完阿福和阿春姨的故事之後，就這樣，我也很沒用的心軟了，只好一直陪伴著阿福的表姊，阿春姨繼續照顧著阿福。

這些年，接受精神科藥物治療後的阿福，依舊還是非常的固執，對於很多事情也非常的退縮。不過，就某種程度上來說，他現在已經算是「進步」到可以自己照顧自己的基本生活了。

當他肚子餓了，會自己去麵攤叫麵吃；時間到了，也會自己去郵局領取低收入戶的補助款。如果不從世俗的角度來看待阿福，他一個人的生活，倒也算得上是「自由自在」，無拘無束。

只不過，阿福有一些很奇怪而且極為堅持的「固執行為」，一直很困擾阿春姨和我。

阿福已經不知道幾個月沒有洗澡了，身上的那件夾克，也不知道究竟穿了幾個月了。無論是用罵的、拜託的、威脅的、恐嚇的、利誘的……我和阿春姨什麼方法都努力試過了，但他就是永遠都不要換掉身上穿的那件「寶貴」的夾克。

他的衣服上面早已經布滿厚厚一層的黑垢了，而阿福的身上更是飄散著一股讓人難以忍受的「味道」。每次看診時，我都得努力忍住不敢深呼吸，然後在他離開診間時，趕緊大口喘氣。

所以你也不難想像和猜測，阿福住的房子和他所處的居住環境，到底是有多

「可怕」的程度了吧……

話雖如此，但跟以前比起來，就像阿春姨說的：「這幾年，大概是阿福生活品質最好的一段日子了。楊醫師，阿福能有現在的這種狀態，我已經是謝天謝地，神明保佑了。剩下的部分，就像楊醫師你一直提醒我的，那就只能交給老天爺去安排吧！」

「阿福現在可以活得像我們一般正常人一樣，坦白說，我心裡真的覺得對得起我的阿姨了。阿姨還在世的時候，他們過的日子才辛苦，那才是真的在地獄裡受苦啊！」

「幸好我們後來遇到了你，只是就像你跟我說過的，心軟的人最沒用，也最可憐啊！我心軟，捨不得阿姨，也放不下阿福，我才要拖著老命看顧這個沒有人要的阿福。楊醫師你也是心軟的人啊！捨不得我這個剩下半條命的老人，也放不下這個沒有治療的阿福。」

是啊！阿春姨這話倒是提醒了我，以前還沒有接受精神科藥物治療時的阿福，那時的我，完完全全沒有勇氣走進去他的家。完全不誇張，走進阿福的家，真的像是進入垃圾堆一樣的可怕。

雖然現在他居住的環境，對於我們一般人而言，也是非常不ＯＫ。不過，相較於之前的程度，現在真的已經進步非常非常多了。我一直不知道阿福之前是如何一個人過生活，我也一直不敢深入想像，他又是如何在這樣的環境當中過生活。

同樣身為人的我們和阿福，因為「思覺失調症」的差異，我幸運地成為精神科醫師，你是讀著這些彷彿另一個遙遠世界的你們，而阿福他卻辛苦地成為一個精神病患者。

我、你們和他，卻開始了完全不一樣的人生。

我知道我沒有辦法去「治癒」這些精神病患者，我沒有能力讓他們恢復以前曾經的正常。我知道，我無法改變什麼，我也不可能，可以改變什麼。

曾經，我是感到無比的挫折、沮喪、無奈與痛苦，但是每次看到他們給我滿滿的笑容，我才深深明白一件事：我真的很高興，有機會能夠成為他們的醫生；也很幸運的，他們願意接受我的治療。

我想，我會繼續努力照顧這群「大孩子」，我會繼續堅持這樣的幸福。

CHAPTER

4

門診爆笑集

與神同「行」之一

今天門診有一個小姐來就診，她很嚴肅地說：「楊醫師，我最近半個月胖了五公斤呢！楊醫師，我好焦慮，怎麼辦？」

我平平淡淡地說：「就注意飲食，控制熱量，加上運動，妳還那麼年輕，不要擔心啦！」

年輕小姐還是很焦慮說：「楊醫師，我覺得我應該要去『收驚』一下。」

我疑惑的睜大眼睛問：「為什麼要去『收驚』呢？不過，如果沒有花很多錢，也是可以試試。」

年輕小姐更嚴肅的說：「楊醫師，我一定是『卡』到什麼，我才會突然胖了五公斤之多。」

我又再次睜大眼睛，好奇地問：「『卡』到什麼……難道妳覺得妳『卡』到『陰』？」

年輕小姐很小聲的說：「楊醫師，你好厲害，我覺得，我覺得，我應該『卡』到『陰』。我覺得，我應該『卡』到『胖鬼』，我才會半個月突然胖『五公斤』。」

聽完她「卡到陰」的解釋，我的白眼，不知道翻了幾百下了。我立馬淡定地說：「『卡』到『鬼』的事，我也是專門科的，交給我處理就可以了。我等一下再調一點點劑量，妳要乖乖聽話吃藥喔！」

與神同「行」之二

患者：「楊醫師，我們家的『神』叫我來找你。」
我淡定地問：「為什麼呢？」
患者：「我們家的『神』說，我卡到『陰』，卡太多了，要找你，才能處理。」
我又更淡定地說：「卡到陰，應該找法師、師公啊！找那些替神工作的，比較專業啦！」
結果，病人回我說：「因為楊醫師你姓『楊』，所以，『陽氣』比較重。剛剛好，可以處理卡到『陰』的……」
當下，我的白眼又翻了幾百下。幸好，他是說我「陽氣」重，如果說我「羊騷味」比較重，我可能就比較不知道怎麼接話了。

與神同「行」之三

最近我的門診，好像跟「神」特別有緣。

一個初診的新病人，我習慣性地問：「怎麼會來我的門診呢？」

結果，病人和家屬突然變得很嚴肅地說：「我們上個星期去『問神』，『神』叫我們來你們醫院，去櫃檯跟工作人員說，請他幫我們掛一個姓『楊』的醫師。『神』說，找那個姓『楊』的就好了，以後不用那麼麻煩再找『神』處理了。我們星期一一大早就來掛號，結果，你們醫院只有你姓『楊』，所以，我們就來看你的門診。」

聽完病人和家屬的說法之後，我依舊很淡定地繼續我的門診。

之後門診姊姊開玩笑跟我說：「楊醫師，你真的紅了，連『神』都幫你介紹病人呢！」

酒話連篇之一

今年一月初看診，碰到了一個診間的「常客」阿興，阿興是原住民，講話極為有趣，每每讓我又好氣又好笑。

我：「要誠實，最近有沒有乖乖聽話，你多久沒有喝酒了？」

阿興：「楊醫師，我超級聽你的話！我今年都沒有喝酒喔！」

我緩緩抬起頭，眼睛睜大跟阿興說：「沒有喝，怎麼可能肝指數那麼高？你到底……有沒有乖乖聽話呢？」

阿興很緊張，眼睛睜更大跟我說：「楊醫師，我沒有說謊啦！我剛剛是說……『今年』都沒有喝酒呢！『今年』……我都還沒開始喝呢！我只有喝到去年十二月三十一號晚上十一點喔！人家……我有誠實，我又沒有說謊……」

聽到阿興這樣地「誠實」地回答，我都快火冒三千丈。

結果，阿興更可愛地回我說：「楊醫師，如果下一次我還是有喝，不然我的腿砍下來掛在你診間的牆壁上。」

我當下氣ㄆㄨㄆㄨ地說：「你啊……最好是少喝一點喔！否則，你最好是『蜈蚣先生』，最好有那麼多條腿可以給我砍下來喔！」

病人：「楊醫師，如果我又喝酒了，還是我的耳朵剪下來滷成豬耳朵給你配菜好了。」

我又更加氣ㄆㄨㄆㄨ加翻白眼地說：「你不要害我以後都不敢吃豬耳朵啦！你最好……給我少喝一點！不要害我看門診還要一邊生氣，又要一邊罵人。你啊……完完全全地害我破壞形象，下一次如果你的肝指數太高的話，我看……你．就．屎．定．了！」

酒話連篇之二

阿興媽媽在診間跟我抱怨阿興又喝酒了。

阿興淡定地跟我說：「楊醫師，我每天讓媽媽一直生氣，我想，我以後一定會『下地獄』；楊醫師，我想你也會陪我『下地獄』。」

我眼睛睜大大地有點生氣說：「為什麼？我又沒有做什麼壞事，為什麼我要陪你『下地獄』？」

阿興還是淡定地說：「因為你是我的主治醫師啊！我死掉之後『下地獄』了，如果那時候我身體不舒服，我就會申請『保外就醫』去住院，你是我的『主治醫師』，你當然每天要去『地獄』上班啊！你每天還是要來查房，看我的病情啊！時間到了，再下班回你的家啊！」

我只好大翻白眼三千六百度。

奇怪，地獄什麼時候也有「保外就醫」？病人如果死了，還到了地獄，為什麼還可以指定主治醫師呢？

「熟能生巧」的正確用法

門診病人很焦慮的說：「楊醫師，我被警察『請』去警局做筆錄，我都會一直緊張發抖怎麼辦？」

結果陪同的朋友插話說：「你常常去幾次，『熟能生巧』就不會緊張發抖了啦！」

害我當場「白眼」不知道翻了幾圈，我就當場一次罵了兩個。

結果陪同的朋友說：「楊醫師，我今天沒有掛號呢！我的門診是下星期，不是今天，我只是陪他看門診，幹嘛罵我？」

我氣ㄆㄨㄆㄨ地說：「誰叫你以前不認真讀書，連成語都給我亂用！說什麼

『熟能生巧』呢！」
結果這次看診的病人跟陪同的朋友說：「你要常常掛楊醫師的門診，我看你的『症頭』啊！你百分之一萬，一定會常常被楊醫師『大粒』的罵，這樣，你就會『熟能生巧』的習慣了。」

成語新解：滴酒不沾

身心科社區居家訪視時，我問一個訪視個案：「最近有沒有喝酒啊？」他直接又肯定地回答：「沒有，『滴酒不沾』喔！」

當我正準備好好稱讚他的時候，他的老媽媽說：「當然『滴酒不沾』啊！他沒有在喝『一滴』的啦！要嘛，都是『一瓶一瓶』喝的啦！天氣冷的時候，說喝酒可以讓身體『燒』起來，天氣熱的時候，說喝酒可以『退火』透清涼，心情不好的時候，說喝酒可以『解憂愁』，心情高興的時候，說喝酒大家比較『high』。」

看到個案臉紅尷尬的表情，真的是又好笑，又抓狂……

只能「坐」著罵病人

匆匆忙忙趕著下午的門診，結果快到了診間才發現：偶怎麼忘記換鞋子了！真的是太失禮了！

結果門診姊姊說：「楊醫師，你今天只可以『坐』著罵病人喔……」

醫師你要軋一角嗎？

門診病人說，他請李安和劉德華拍電影，問我要不要軋一角？

我回答他，我們今天應該要調整一下藥物了。

天氣變化大，請注意身邊朋友的情緒。

Y　角　度　029

診療室裡的傷痕：25 個人生檔案的修復練習

國家圖書館出版品預行編目（CIP）資料

診療室裡的傷痕：25 個人生檔案的修復練習／楊重源著．-- 初版．-- 台北市：健行文化出版事業有限公司出版：九歌出版社有限公司發行，2023.02
面；　公分．--（Y 角度；29）
ISBN 978-626-7207-14-7（平裝）

1.CST: 心身醫學 2.CST: 精神疾病 3.CST: 病人 4.CST: 通俗作品

415.9511　　111020426

作　　者——楊重源
責任編輯——曾敏英
發 行 人——蔡澤蘋
出　　版——健行文化出版事業有限公司
台北市 105 八德路 3 段 12 巷 57 弄 40 號
電話／02-25776564・傳真／02-25789205
郵政劃撥／0112263-4

九歌文學網　www.chiuko.com.tw

印　　刷——晨捷印製股份有限公司
法律顧問——龍躍天律師・蕭雄淋律師・董安丹律師
發　　行——九歌出版社有限公司
台北市 105 八德路 3 段 12 巷 57 弄 40 號
電話／02-25776564・傳真／02-25789205

初　　版——2023 年 2 月
定　　價——340 元
書　　號——0201029
I S B N——978-626-7207-14-7
9786267207154(PDF)